SAÚDE MENTAL DA CRIANÇA E DO ADOLESCENTE

SAÚDE MENTAL DA CRIANÇA E DO ADOLESCENTE

Série Pediatria SOPERJ

2ª edição

EDITORES

Isabel Rey Madeira
Edson Ferreira Liberal
Marcio Moacyr Vasconcelos

ORGANIZADORAS DA SÉRIE

Adriana Rocha Brito
Anna Tereza Miranda Soares de Moura

AUTORES

Roberto Santoro Almeida
Rossano Cabral Lima
Gabriela Crenzel
Cecy Dunshee de Abranches

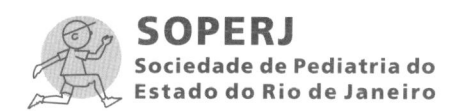

SOPERJ
Sociedade de Pediatria do
Estado do Rio de Janeiro

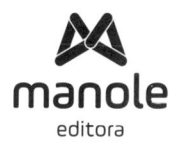

manole
editora

Copyright © Editora Manole Ltda., 2019, por meio de contrato com a Sociedade de Pediatria do Estado do Rio de Janeiro (SOPERJ)
Logotipo © Sociedade de Pediatria do Estado do Rio de Janeiro (SOPERJ)

Editora gestora: Sônia Midori Fujiyoshi
Editora responsável: Cristiana Gonzaga S. Corrêa

Projeto gráfico: Departamento Editorial da Editora Manole
Diagramação: Acqua Estúdio Gráfico
Capa: Plinio Ricca

CIP-BRASIL. CATALOGAÇÃO NA PUBLICAÇÃO
SINDICATO NACIONAL DOS EDITORES DE LIVROS, RJ

S272
    Saúde mental da criança e do adolescente / Roberto Santoro Almeida ... [et al.]. - 2. ed. - Santana de Parnaíba [SP] : Manole, 2019.
        (Pediatria SOPERJ ; 2)

        Inclui bibliografia
        ISBN 9788520466131

        1. Psiquiatria infantil. 2. Psiquiatria do adolescente. I. Almeida, Roberto Santoro. II. Série.

19-55733
        CDD: 618.9289
        CDU: 616.89-053.2

Vanessa Mafra Xavier Salgado - Bibliotecária - CRB-7/6644

Edição – 2019
Reimpressão – 2023

Editora Manole Ltda.
Alameda América, 876
Tamboré – Santana de Parnaíba – SP – Brasil
CEP: 06543-315
Fone: (11) 4196-6000
www.manole.com.br | https://atendimento.manole.com.br/

Impresso no Brasil
Printed in Brazil

EDITORES

Isabel Rey Madeira
Mestre em Saúde da Criança pelo Instituto Fernandes Figueira (IFF) da Fundação Oswaldo Cruz (Fiocruz). Doutora em Ciências Médicas pela Universidade do Estado do Rio de Janeiro (UERJ). Professora Associada do Departamento de Pediatria da UERJ. Coordenadora do Setor de Endocrinologia Pediátrica da Unidade Docente Assistencial de Endocrinologia da Faculdade de Ciências Médicas da UERJ. Presidente da Sociedade de Pediatria do Estado do Rio de Janeiro (SOPERJ) – Triênio 2016-2018.

Edson Ferreira Liberal
Chefe do Serviço de Pediatria do Hospital Universitário Gaffrée e Guinle. Vice-presidente da Sociedade Brasileira de Pediatria (SBP).

Marcio Moacyr Vasconcelos
Professor Associado de Pediatria da Universidade Federal Fluminense (UFF). Presidente do Departamento de Neurologia da SBP. *Fellow* em Neurologia Pediátrica pela George Washington University, EUA.

ORGANIZADORAS DA SÉRIE

Adriana Rocha Brito
Neurologista Pediátrica pelo Instituto Fernandes Figueira (IFF) da Fundação Oswaldo Cruz (Fiocruz). Mestre em Saúde da Criança e do Adolescente e Doutora em Neurologia pela Universidade Federal Fluminense (UFF). Professora Adjunta de Pediatria da UFF. Diretora Adjunta de Publicação e Membro do Comitê Científico de Neurologia da SOPERJ.

Anna Tereza Miranda Soares de Moura
Pediatra. Doutora em Saúde Coletiva pelo Instituto de Medicina Social da Universidade do Estado do Rio de Janeiro (UERJ). Professora Adjunta do Departamento de Pediatria da Faculdade de Ciências Médicas da UERJ. Professora Titular do Programa de Pós-graduação em Saúde da Família da Universidade Estácio de Sá (UNESA). Especialização em Educação para Profissionais de Saúde – Instituto Regional FAIMER-Brasil. Secretária Geral da SOPERJ.

AUTORES

Roberto Santoro Almeida
Psiquiatra de crianças e adolescentes. Presidente do Comitê de Saúde Mental da Sociedade de Pediatria do Rio de Janeiro (SOPERJ) – gestões 1998-2000, 2004-2006, 2007-2009, 2010-2012, 2013-2015. Membro do Comitê de Saúde Mental da SOPERJ. Chefe do Serviço de Saúde Mental do Hospital Municipal Jesus. Especialista em Psiquiatria pela Associação Brasileira de Psiquiatria (ABP) e Associação Médica Brasileira (AMB). Mestre em Psiquiatria pelo Instituto de Psiquiatria da Universidade Federal do Rio de Janeiro (UFRJ). Psicanalista pela International Psychoanalytical Association. Membro Efetivo da Sociedade Psicanalítica do Rio de Janeiro (SPRJ).

Rossano Cabral Lima
Psiquiatra de crianças e adolescentes. Professor Adjunto e Vice-diretor do Instituto de Medicina Social da Universidade do Estado do Rio de Janeiro (IMS-UERJ). Mestre e Doutor em Saúde Coletiva pelo IMS-UERJ. Membro do Comitê de Saúde Mental da SOPERJ.

Gabriela Crenzel
Psiquiatra de crianças e adolescentes. Mestre em Saúde da Criança pelo Instituto Fernandes Figueira da Fundação Oswaldo Cruz (IFF-Fiocruz). Presidente do Comitê de Saúde Mental da SOPERJ.

Cecy Dunshee de Abranches
Psiquiatra de crianças e adolescentes. Terapeuta de Família e Servidora Pública Aposentada do IFF-Fiocruz. Mestre em Saúde Pública pela Escola Nacional de Saúde Pública Sergio Arouca (ENSP) da Fiocruz. Doutora em Ciências pelo IFF/Fiocruz. Professora/Tutora do Curso de Especialização Impactos da Violência na Saúde pelo Departamento de Estudos sobre Violência e Saúde Jorge Careli (CLAVES) da ESNP-Fiocruz. Membro do Comitê de Saúde Mental da SOPERJ.

SUMÁRIO

SEÇÃO I - FUNDAMENTOS

SEÇÃO II - OS PRINCIPAIS TRANSTORNOS MENTAIS NA INFÂNCIA E NA ADOLESCÊNCIA

SEÇÃO III – CUIDANDO DE CRIANÇAS E DE ADOLESCENTES

APRESENTAÇÃO

Caros Colegas Pediatras,

É com imensa satisfação que apresentamos a segunda edição do livro *Saúde mental da criança e do adolescente* da Série Pediatria SOPERJ (publicado na sua primeira edição sob o título *Psiquiatria da Criança e do Adolescente*), mantendo o compromisso de trazer informações atualizadas sobre temas importantes para a prática pediátrica qualificada. O sucesso da Série Pediatria SOPERJ é enorme, com aceitação expressiva das publicações pelos pediatras, residentes e alunos em formação, instigando a Diretoria atual da SOPERJ a conservar a qualidade da obra.

Em tempos de mudanças rápidas e expressiva produção de conhecimento, manter-se atualizado e escolher as fontes adequadas de leitura não é tarefa fácil. Todos os volumes da Série foram escritos por membros dos comitês científicos da SOPERJ, especialistas renomados nos temas abordados em cada capítulo, que realizaram cuidadosa revisão, trazendo as melhores evidências e práticas atualizadas. Este novo volume traz aspectos importantes da avaliação psiquiátrica, proporcionando maior segurança tanto para o especialista como para o pediatra geral no cuidado a crianças e adolescentes que apresentem queixas referentes à dimensão mental. São abordadas queixas comuns do consultório geral, como atraso do desenvolvimento, agitação, problemas do sono, de atenção e do aprendizado, assim como temas prevalentes e preocupantes no panorama atual, como o transtorno do espectro autista, a ansiedade e a depressão infantil, e a violência contra crianças e adolescentes.

A parceria com a Editora Manole trouxe ainda mais avanços à publicação, com nova diagramação, índice remissivo e outros cuidados editoriais que facilitarão sobremaneira o leitor interessado em se atualizar. O conteúdo é apresentado de maneira agradável, com linguagem clara e organização de tópicos que permitem sua consulta fácil. Este é o segundo volume revisado após cuidadoso trabalho dos autores, organizadores e editores, e a ideia é contemplar todos os volumes já lançados da Série SOPERJ com essa inovação. Essa conquista foi resultado da iniciativa e do olhar atento do Prof. Dr. Edson Liberal, Ex-Presidente da SOPERJ, cujo empenho permitiu que o projeto fosse aprimorado.

Agradecemos especialmente à Profa. Dra. Isabel Rey Madeira, Presidente da SOPERJ no triênio 2016-2018, que não mediu esforços para que a segunda edição da Série SOPERJ trouxesse atualizações precisas e com ainda mais qualidade científica. Aos membros do Comitê de Saúde Mental da SOPERJ e autores dos capítulos, nosso muito obrigado pelo trabalho cuidadoso e dedicado. Também gostaríamos de mencionar a equipe da Editora Manole, que nos acompanhou com incentivo e profissionalismo exemplares.

Foi um prazer participar da construção coletiva desta obra, elaborada prioritariamente com foco na saúde integral de crianças e adolescentes, razão maior da nossa prática como pediatras. Esperamos que nossos colegas possam usufruir desta leitura e que estejamos unidos em prol da construção de uma pediatria fortalecida e reconhecida no esforço dedicado a cada etapa desta gratificante jornada.

Boa leitura!

Adriana Rocha Brito e Anna Tereza Miranda Soares de Moura
Organizadoras da Série SOPERJ

PREFÁCIO

Não há desenvolvimento favorável sem um ambiente propício. Para que uma planta floresça e frutifique, deve ser semeada em solo fértil e receber água e luz suficientes. Da mesma forma, o desenvolvimento humano saudável necessita de condições adequadas para se realizar. O futuro da humanidade se constrói na infância e na adolescência dos indivíduos.

Os profissionais de saúde que se dedicam ao cuidado da infância e da adolescência têm um papel fundamental na construção do futuro. Nos últimos anos, com a crise das instituições e das ideologias, e com a fragmentação das relações familiares, esse papel se tornou ainda mais importante. A transmissão de conhecimentos e valores que orientavam os pais na criação de seus filhos, função exercida pelas comunidades no passado, é hoje, muitas vezes, parte do trabalho do profissional de saúde, que serve de modelo e referência de conduta.

A atual crise da civilização atinge diretamente as famílias, que se veem perturbadas na função de fornecer uma base segura para o desenvolvimento das crianças e adolescentes. A precariedade dos laços familiares, por sua vez, compromete a edificação de uma estrutura psíquica sólida, com reflexos negativos na saúde mental.

O desenvolvimento mental saudável é um dos alicerces de uma vida feliz e bem-sucedida. Os agravos à saúde mental podem impedir que o indivíduo realize plenamente seus potenciais, prejudicando a construção de uma atividade laborativa satisfatória e significativa, e de relações interpessoais harmônicas.

O profissional de saúde que cuida de crianças e adolescentes ocupa um lugar privilegiado para a detecção de indivíduos em situação de risco para problemas de saúde mental. A identificação e a pronta intervenção podem mudar positivamente o destino de uma pessoa, com ampla repercussão nos meios familiar e social.

Este manual tem por objetivo capacitar o pediatra a incluir a dimensão mental na sua prática clínica. Apresentamos um panorama completo e atualizado do campo da saúde mental da infância e da adolescência, de maneira clara e sucinta, em linguagem simples e desprovida de jargão técnico. Revisamos cuidadosamente a literatura específica, publicada até o ano de 2018, incluindo recomendações para o leitor que queira se aprofundar. Com a experiência de anos de atuação na área, buscamos criar um livro voltado para a realidade brasileira, nas esferas das práticas pública e privada.

O interesse pela saúde mental da infância e da adolescência vem aumentando nos últimos anos, tanto nos meios profissionais como no público em geral. Infelizmente, parte dessa expansão não se deve a reais avanços científicos. A proliferação de entrevistas padronizadas, questionários e o uso indiscriminado de diagnósticos psiquiátricos, inclusive na imprensa leiga, refletem razões mercadológicas e a busca de soluções simplistas para problemas existenciais. Diante desse cenário, temos também o objetivo de oferecer uma abordagem crítica dos usos e abusos da Psiquiatria de crianças e adolescentes.

Embora o livro seja dirigido ao pediatra, qualquer pessoa que se interesse pelo tema obterá aqui uma visão geral contextualizada em nosso país. Acreditamos, portanto, que outros profissionais de saúde (psicólogos, psicanalistas, enfermeiros, fisioterapeutas, fonoaudiólogos, psicomotricistas, terapeutas ocupacionais, psicopedagogos, assistentes sociais) encontrarão informações relevantes para o seu dia a dia.

Uma vez que apresenta um curso teórico introdutório completo de Psiquiatria da infância e da adolescência, este manual também poderá ser utilizado por estudantes de Medicina, residentes de Psiquiatria e psiquiatras.

Finalmente, o leigo bem informado não encontrará maior dificuldade em percorrer os capítulos.

Louvemos a iniciativa da SOPERJ, que por meio da Série Pediatria SOPERJ veio abrilhantar a vilipendiada saúde carioca.

Com este livro, esperamos contribuir para a construção de um futuro melhor para as crianças e adolescentes do Brasil.

Roberto Santoro Almeida

FUNDAMENTOS

INTRODUÇÃO À SAÚDE MENTAL DA INFÂNCIA E DA ADOLESCÊNCIA

 OBJETIVOS

✓ Introduzir o campo da saúde mental como dimensão fundamental da prática do profissional de saúde.
✓ Destacar a importância de considerar as dimensões objetiva e subjetiva na avaliação integral do paciente.

INTRODUÇÃO

Segundo a Organização Mundial da Saúde (OMS), saúde é "um estado de completo bem-estar físico, mental e social, e não apenas a ausência de doença ou enfermidade".[1] De acordo com essa definição, fica patente que o aspecto mental corresponde a uma das dimensões básicas da vida saudável.

Dessa forma, todo profissional da área da saúde deve promover o bem-estar mental de seus pacientes, por meio do reconhecimento de fatores de risco e de proteção para agravos psíquicos, da intervenção precoce, do tratamento e da reabilitação de portadores de transtornos mentais.

Além disso, aspectos relacionais e psicológicos estão sempre presentes nos contatos entre os profissionais de saúde, seus pacientes e as famílias. Esses aspectos podem se manifestar de forma positiva ou negativa (p.ex., adesão às condutas propostas ou relações hostis e não colaborativas), dependendo da maneira como o profissional de saúde os gerencia. É fundamental, portanto, que o profissional esteja preparado para incorporar a dimensão da saúde mental ao seu trabalho, favorecendo relações harmoniosas e construtivas com os pacientes e suas famílias.

Este manual tem por objetivo preparar o pediatra e outros profissionais de saúde que lidam com crianças e adolescentes para que se tornem promotores de saúde mental. De maneira sucinta e clara, serão apresentados os principais problemas que o profissional de saúde pode encontrar na sua prática clínica diária e as possibilidades concretas de intervenção.

Adicionalmente, serão fornecidos instrumentos para avaliar criticamente as diversas intervenções possíveis, quanto a sua eficácia e resolutividade.

Nos últimos anos, o campo da saúde mental da infância e da adolescência tem vivido uma franca expansão.[2-9] Infelizmente, nem sempre esse aumento é baseado em reais avanços do conhecimento. A popularização exagerada da Psiquiatria da infância e da adolescência, por meio de artigos e reportagens sensacionalistas, da publicação de "entrevistas diagnósticas", do surgimento de "novas" categorias nosológicas e outros fenômenos correlatos, gerou graves distorções. O mau uso do diagnóstico psiquiátrico criou uma compreensível resistência de diversos setores da sociedade quanto à pertinência da própria especialidade.

Se por um lado muitas crianças que poderiam se beneficiar de uma intervenção precoce não recebem o cuidado necessário, por outro, um diagnóstico equivocado ou o uso inadequado de psicofármacos pode ter efeitos deletérios sobre diversos indivíduos e famílias.

A necessidade de avaliar criticamente o campo da saúde mental da infância e da adolescência torna-se, portanto, premente para o profissional de saúde.

O UNIVERSO MENTAL

A dimensão mental está presente em todos os aspectos da vida humana. Todos os sentimentos, pensamentos, projetos, ideais e desejos são representados no palco da mente. Mesmo no sono, a atividade mental continua, nos sonhos e nos processos inconscientes.[10]

A própria realidade externa é percebida de maneira indireta e subjetiva por meio de sua representação na mente. As informações coletadas pelos órgãos dos sentidos são integradas no cérebro, formando uma imagem que retrata o ambiente. Por esse motivo, alterações mentais podem mudar a percepção do mundo. No caso das alucinações, por exemplo, processos internos criam experiências que são indistinguíveis das percepções. Além disso, o mesmo evento pode ser vivido, sentido e registrado de maneiras diferentes por indivíduos diversos.[10]

A mente se relaciona de maneira complexa com o corpo. A todo processo mental correspondem processos corporais concomitantes. As emoções, por exemplo, são acompanhadas por manifestações físicas diversas, como alteração da mímica facial, da voz e da postura, aumento da frequência cardíaca e respiratória, sudorese, entre outras.[10,11]

Dessa forma, indivíduos submetidos a tensão psicológica correm mais risco de adoecer. Alterações do funcionamento do corpo também podem influenciar a atividade mental. Mesmo no caso de um simples resfriado, é comum que o indivíduo comece a se sentir desanimado e triste antes mesmo de apresentar os sinais e sintomas respiratórios característicos.[10,11]

A MENTE EM DESENVOLVIMENTO

A mente humana se desenvolve ao longo da vida. O desenvolvimento mental é resultante da interação das tendências biológicas inscritas na programação genética e das experiências, em especial as experiências afetivas com outras pessoas.[11-15]

Ao nascimento, o bebê humano não tem condições de sustentar a própria sobrevivência porque vários dos mecanismos de autorregulação ainda não funcionam. A maioria das funções mentais do bebê tem de ser realizada pelos pais. Ao longo da infância e da adolescência, por imitação, o indivíduo vai incorporando essas funções ao seu repertório de possibilidades, ganhando autonomia.[11-13]

Assim, o desenvolvimento psicológico humano, base da futura saúde mental, é dependente dos cuidados que a criança recebe dos pais. Os cuidados à criança influenciam o aprendizado, a formação de relações, a regulação das emoções e o comportamento. Perturbações nas relações interpessoais se inscrevem no cérebro em desenvolvimento, gerando problemas mentais. Quanto mais precoce o problema, maior o impacto.[10-13,15]

Ao longo da infância e da adolescência, desenvolvem-se gradualmente a capacidade de regulação dos próprios afetos e a autonomia na vida prática, muitas vezes em conflito com necessidades de dependência ainda presentes. Os pais devem manter um delicado equilíbrio entre as intervenções reguladoras necessárias e as ações de promoção da autonomia.[13]

A abertura da mente humana para o desenvolvimento ao longo da vida a torna passível de problemas. Ao longo deste manual, serão discutidos o reconhecimento e a intervenção nas perturbações desse processo.

As duas vias de abordagem dos fenômenos mentais

Uma vez que não é possível entrar na mente de uma pessoa para observar seus processos internos, toda manifestação mental só é perceptível indiretamente.[10,11,15]

A primeira via de apreensão dos fenômenos mentais é a via objetiva, por meio dos relatos do próprio paciente e de outras pessoas, da percepção das alterações físicas devidas a processos mentais (alterações fisiológicas, da mímica facial, da expressão corporal, etc.), da observação do comportamento, etc.[10,11,15]

A segunda via, a subjetiva, ocorre por meio da apreensão intuitiva, que tem por base o fenômeno da empatia. Empatia é a capacidade de entrar em sintonia com os estados emocionais das outras pessoas. A capacidade empática é natural e comum a todos os seres humanos.[10,11,15]

A empatia se origina na expressão corporal dos afetos. Quando um indivíduo tem uma emoção, ele a expressa no corpo (por meio da postura, do ritmo respiratório, dos movimentos voluntários e involuntários, da mímica facial), muitas vezes sem ter consciência dessa expressão. Alguém em contato com essa pessoa tende automaticamente a entrar em sintonia com suas manifestações corporais, imitando-as, e passa a sentir a mesma emoção. Tal mecanismo de identificação permite que as mães captem as emoções de seus bebês. Os sentimentos suscitados pelo paciente no profissional de saúde são um bom guia para apreender sua vida subjetiva, permitindo complementar as informações colhidas pela via objetiva da observação.[10,11,15]

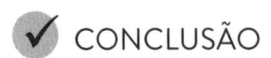 ## CONCLUSÃO

O bem-estar mental é uma das dimensões básicas da vida saudável. Os profissionais de saúde devem promover o bem-estar mental de seus pacientes por meio do reconhecimento de fatores de risco e de proteção aos agravos psíquicos e da intervenção precoce, do tratamento e da reabilitação de portadores de transtornos mentais. Aspectos relacionais e psicológicos estão sempre presentes nos contatos entre os profissionais de saúde, seus pacientes e as famílias.

Mente e corpo representam duas facetas complementares da realidade, interagindo de maneira complexa. A mente humana se desenvolve ao longo da vida, pela interação das tendências biológicas inscritas na programação genética e das experiências, em especial as experiências afetivas com outras pessoas. O desenvolvimento psicológico humano, base da futura saúde mental, é dependente dos cuidados que a criança recebe dos pais. Os cuidados à criança influenciam o aprendizado, a formação de relações, a regulação das emoções e o comportamento. Perturbações nas relações interpessoais se inscrevem no cérebro em desenvolvimento, gerando problemas mentais.

Existem duas vias de apreensão dos fenômenos mentais, a objetiva (pela observação do comportamento e das mudanças fisiológicas decorrentes de emoções) e a subjetiva (apreensível por meio da empatia).

REFERÊNCIAS BIBLIOGRÁFICAS

1. World Health Organization. Constitution of WHO: principles. Disponível em: http//www. who.int/about/mission/en. Acessado em: 7 nov. 2018.

2. Dulcan M. Dulcan´s textbook of child and adolescent psychiatry. 2.ed. Arlington: American Psychiatric Association, 2016.
3. Goodman R, Scott S. Child and adolescent psychiatry. 3.ed. London: Willey Blackwell, 2012.
4. Marcelli D. Enfance et Psychopathologie. 10.ed. revue et complétée. Issy-les-Moulineux: Elsevier-Masson, 2016.
5. Marcelli D, Braconnier A. Adolescence et psychopathologie. 7.ed. Issy-les-Moulineux: Elsevier-Masson, 2009.
6. Martin A, Volkmar F. Lewis child and adolescent psychiatry: A comprehensive textbook. 5.ed. Philadelphia: Lippincott Williams & Wilkins, 2018.
7. Sadock BJ, Sadock V, Ruiz P. Kaplan and Sadock´s comprehensive textbook of psychiatry. 10.ed. Philadelphia: Wolters Kluwer, 2017.
8. Thapar A, Pine D (eds.). Rutter´s child and adolescent psychiatry. 6.ed. Oxford: Wiley & Sons, 2015.
9. Volkmar F, Martin A. Essentials of Lewis´s child and adolescent psychiatry. Philadelphia: Lippincott Williams & Wilkins, 2011.
10. Siegel DJ. The mindful brain. New York: W. W. Norton & Company, 2007.
11. Siegel DJ. The developing mind. 2.ed. New York: The Gilford Press, 2012.
12. Damon W (ed.). Child and adolescent development: an advanced course. Hoboken: John Wiley and Sons, 2008.
13. Gilmore K, Meersand P. Normal child and adolescent development: a psychodynamic primer. Washington: American Psychiatric Publishing, 2014.
14. Lewis M, Volkmar F. Clinical aspects of child and adolescent development. 3.ed. Philadelphia: Lea & Febiger, 1990.
15. Almeida RS. Afetividade e desenvolvimento. Rev Ped SOPERJ 2011; 12(supl. 1):21-7.

2

A ABORDAGEM INICIAL DA CRIANÇA E DA FAMÍLIA NA CONSULTA PEDIÁTRICA

OBJETIVOS

✓ Ressaltar a importância da consulta pediátrica na detecção precoce de dificuldades mentais e emocionais de crianças e adolescentes.
✓ Apresentar sugestões práticas para a condução da consulta pediátrica na avaliação preliminar de problemas de saúde mental.
✓ Criticar a tendência à avaliação reducionista da normalidade e dos problemas de saúde mental.

INTRODUÇÃO

Na prática diária da atenção integral à criança e ao adolescente, o pediatra pode acompanhar de perto o desenvolvimento psicológico de seus pacientes. Muitas vezes, é ao pediatra que os pais dirigem suas preocupações ou queixas sobre os aspectos emocionais e comportamentais de seus filhos. Dessa forma, a consulta pediátrica torna-se um lugar privilegiado para a detecção de possíveis perturbações da saúde mental e de situações de risco para o surgimento de transtornos mentais. Ao longo da anamnese e do exame físico é possível voltar a atenção para aspectos objetivos e subjetivos de saúde mental do paciente, paralelamente ao diagnóstico da saúde física.

SAÚDE MENTAL NA CONSULTA PEDIÁTRICA

Como introduzir a dimensão mental nas consultas de rotina sem modificá-las substancialmente? É necessário desenvolver certo tipo de olhar e de escuta, que inclui o reconhecimento de problemas do campo da saúde mental, a percepção de fatores de risco para perturbações mentais e a captação de aspectos subjetivos do paciente e da família.[1-9]

Deve-se dedicar à consulta de rotina a duração mínima para poder levantar hipóteses sobre eventuais problemas e até mesmo fazer intervenções eficazes. Frequentemente, as hipóteses levantadas na primeira consulta devem ser reavaliadas em consultas subsequentes. Além disso, em casos mais graves, é necessário algum tempo de preparação da criança e da família para o encaminhamento a especialistas da área de saúde mental.

Mesmo em consultas com tempo limitado, deve-se perguntar sobre os principais marcos do desenvolvimento psicomotor, a fala e o controle esfincteriano. Também é muito importante dirigir à criança e aos seus responsáveis perguntas simples e abertas, pedindo exemplos daquilo que é relatado. O pediatra pode também propor aos pais que falem sobre a rotina de seu filho.

Durante a consulta de crianças uma boa estratégia é deixar à vista papel e lápis, assim como algum brinquedo simples e colorido. Após alguns minutos do início da entrevista, o pediatra deve observar se a criança explorou o ambiente de forma espontânea e de que maneira interage com seu responsável e com o entrevistador. Caso a criança não pareça interessada em um primeiro momento, deve-se esperar um pouco até ela se ambientar. Se continuar sem interagir, deve-se fazer diretamente o convite: "quer brincar?" ou "quer desenhar"?

Crianças pequenas reagem muitas vezes de forma intensa a mudanças no ambiente e na rotina. Quanto mais nova a criança, mais os problemas se relacionam à adequação do vínculo entre a criança e seus cuidadores ou a eventos significativos em seu cotidiano.

Com crianças maiores ou adolescentes, podem-se utilizar jogos conhecidos, com regras simples. Durante o jogo, a brincadeira ou o desenho, pode-se observar, entre outros aspectos, a presença de atividade imaginativa, temas recorrentes, a compatibilidade entre o conteúdo da brincadeira, as atitudes da criança e sua faixa etária, e o modo como a criança lida com as frustrações.

O pediatra deve estar atento para reconhecer quatro tipos principais de problemas (emocionais, de conduta, de desenvolvimento e das interações sociais – Quadro 1). A avaliação desses problemas deve ser sempre contextualizada em relação à situação de vida da criança e a seu processo de desenvolvimento. Muitas vezes, a criança apresenta perturbações em mais de uma dessas áreas.[1-9]

Entre os problemas emocionais, encontram-se os sintomas de ansiedade: angústia, medos (de animais, de situações específicas, de exposição social), e comportamentos de evitação. Também podem existir sintomas obsessivo-compulsivos, definidos pela presença de obsessões (pensamentos intrusivos que causam ansiedade) ou compulsões (comportamentos repetitivos a que o pacien-

Quadro 1 Problemas de saúde mental na prática do pediatra[1-9]

Problemas emocionais
Problemas de desenvolvimento
Problemas de conduta
Problemas nas interações sociais

te se sente obrigado para aliviar a ansiedade). Sintomas de humor se caracterizam por sentimentos de desvalorização, falta de prazer nas atividades do dia a dia, desesperança, autoagressão, prostração e perturbações no sono e no apetite (para mais ou para menos). Na infância, também é comum que problemas emocionais se manifestem por meio de queixas somáticas, como dor de cabeça ou dor de barriga (equivalentes somáticos).[1-9]

Problemas de conduta se manifestam por meio de comportamento desafiador (contestação sistemática da autoridade), agressão, irritabilidade, explosões de raiva, ou condutas francamente antissociais (roubo, destruição de objetos, uso de drogas, etc.).[1-9]

Para avaliar a presença de problemas do desenvolvimento, é necessário conhecer o que é normal. É importante pesquisar as áreas das habilidades motoras, da alimentação, do controle esfincteriano, da fala e da linguagem, do brincar, da atenção, do nível de atividade e do desempenho escolar (principalmente leitura, escrita e habilidades matemáticas).[1-9]

Entre os problemas de interação social, indiferença e distanciamento, pouca empatia, inabilidade social e passividade devem ser investigadas. Devem-se também pesquisar comportamentos desinibidos e inadequados e dificuldades de relacionamento com adultos ou colegas.[1-9]

Caso sejam identificados um ou mais desses problemas, é preciso avaliar se há consequências prejudiciais na vida da criança, principalmente sofrimento para a criança e perturbação das interações sociais (família, colegas, professores etc.), do aprendizado e do lazer. Além disso, deve-se investigar se esses problemas estão se prolongando demasiadamente, indicando dificuldades da família e da criança em superá-los usando seus próprios recursos.[1-9]

Na consulta, o pediatra também pode identificar fatores de risco para o desenvolvimento de transtornos mentais (Tabela 1). Crianças e adolescentes sob risco devem ser acompanhados com mais atenção. Em alguns casos, é possível intervir para modificar a situação.[1-9]

Antes de considerar se os problemas apresentados em determinado momento da vida de uma criança são um transtorno mental e propor uma intervenção, é preciso mapear os fatores de diversas ordens (biológica, psicológica, familiar, social, cultural, etc.) que estejam contribuindo para o surgimento e para a continuidade das situações.[1-10]

Tabela 1 Fatores de risco para transtornos mentais na infância e na adolescência[2-9]

Na criança ou no adolescente	• Problemas perinatais (infecções, doença congênita, exposição a álcool ou drogas) • Baixa inteligência • Desnutrição • Doença crônica • Mau desempenho escolar
Na família	• Conflitos familiares graves • Violência doméstica • Pais portadores de transtornos mentais ou usuários de drogas • Famílias com muitos filhos • Ausência ou perda de um dos pais
No meio social	• Problemas sociais graves • Más condições de moradia • Desemprego • Ausência de escolas ou de serviços de saúde adequados • Comunidades violentas

Na virada do século XX para o XXI, o desenvolvimento da neurociência e a pressão da indústria farmacêutica criaram uma tendência à hipervalorização dos aspectos biológicos envolvidos nas questões da mente, propondo um modelo reducionista de normalidade e a solução de problemas mentais exclusivamente pela via das intervenções medicamentosas. Nas próximas décadas, pode-se prever que haverá pressão cada vez maior para que o pediatra diagnostique transtornos mentais em crianças e adolescentes e os medique, de acordo com esse modelo reducionista, que se alinha com as estratégias da indústria farmacêutica para ampliar o consumo de medicações psicotrópicas.

Somam-se a isso, muitas vezes, a insistência dos pais em buscar soluções imediatistas e que não levam em conta aspectos subjetivos e a dificuldade de algumas escolas de acolher crianças diferentes da maioria de seus pares. É necessário que o pediatra esteja preparado para avaliar criticamente os diagnósticos e as intervenções no campo da saúde mental, de forma a oferecer aos seus pacientes o cuidado de que necessitam, não limitando a avaliação à dimensão orgânica e nem restringindo sua intervenção à prescrição medicamentosa. Os próximos capítulos oferecem instrumentos para essa avaliação crítica.

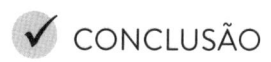 ## CONCLUSÃO

A consulta pediátrica é um lugar privilegiado para a detecção de possíveis perturbações da saúde mental e de situações de risco para o surgimento de transtornos mentais. O pediatra deve incluir em sua investigação perguntas sobre os principais marcos do desenvolvimento e estar atento para reconhecer quatro tipos principais de problemas (emocionais, de conduta, de desenvolvimento e das interações sociais). É papel do pediatra oferecer aos pacientes o cuidado de que necessitam, não limitando a avaliação e as intervenções às questões da saúde física nem restringindo sua ação à prescrição de medicamentos.

REFERÊNCIAS BIBLIOGRÁFICAS

1. Ajuriaguerra J. Manuel de psychiatrie de l'enfant. 2. ed. Paris: Masson, 1980.
2. Marcelli D. Enfance et psychopathologie. 10.ed. revue et complétée. Issy-les-Moulineux: Elsevier-Masson, 2016.
3. Marcelli D, Braconnier A. Adolescence et psychopathologie. 7.ed. Issy-les-Moulineux: Elsevier-Masson, 2009.
4. Stubbe D. Psiquiatria da infância e adolescência. Porto Alegre: Artmed, 2008.
5. Cheng K, Myers M. Child and adolescent psychiatry: the essentials. 2.ed. Philadelphia: Wolters Kluwer/Lippincott Williams & Wilkins, 2011.
6. Goodman R, Scott S. Child and adolescent psychiatry. 3.ed. Oxford: Wiley-Blackwell, 2012.
7. Thapar A, Pine D (eds.). Rutter's child and adolescent psychiatry. 6.ed. Oxford: Wiley & Sons, 2015.
8. Dulcan M. Dulcan's textbook of child and adolescent psychiatry. 2.ed. Arlington: American Psychiatric Association, 2016.
9. Martin A, Bloch MH, Volkmar F (eds.). Lewis's child and adolescent psychiatry: a comprehensive textbook. 5.ed. Philadelphia: Wolters Kluwer/Lippincott Williams & Wilkins, 2018.
10. Black D, Andreasen N. Introductory textbook of psychiatry. Washington: American Psychiatric Publishing, 2014.

3

DESENVOLVIMENTO E SAÚDE MENTAL

 OBJETIVO

✓ Apresentar um panorama do desenvolvimento mental humano, enfatizando a importância da interação do programa genético com as experiências interpessoais.

INTRODUÇÃO

Para avaliar a saúde mental da criança e do adolescente, é necessário conhecer o desenvolvimento normal. Cada fenômeno mental deve ser compreendido à luz do que se espera em uma determinada fase. Alguns comportamentos absolutamente normais e corriqueiros em certas idades tornam-se manifestações de problemas em crianças mais velhas. Assim, por exemplo, as crises de birra, que são comuns ao longo do segundo ano de vida, revelam que algo não vai bem em uma criança de 10 anos.[1-4]

O desenvolvimento mental humano é um fenômeno complexo, multifacetado. Várias teorias do desenvolvimento foram elaboradas, correspondendo a diferentes pontos de vista sobre o processo. Nenhuma das teorias dá conta da totalidade do fenômeno. Na verdade, servem como mapas que orientam a clínica.[1-13]

A maioria das teorias do desenvolvimento pressupõe que o desenvolvimento humano ocorre por meio de uma sequência ordenada de fases. As patologias correspondem a atrasos em relação à maioria dos indivíduos ou a processos de desenvolvimento aberrantes.[1-4]

Este capítulo não pretende esgotar o assunto. De maneira sucinta, são apresentados aspectos gerais do desenvolvimento humano, em uma abordagem introdutória ao tema. O leitor interessado deve recorrer às referências bibliográficas apresentadas ao final do capítulo.

Deve-se observar que, nas relações familiares, os vínculos afetivos são muito mais importantes que os vínculos de sangue, o que se reflete em uma enorme gama de possíveis modelos de família. Assim, quando, no texto a seguir, há referência à mãe ou ao pai, entenda-se que incluímos não apenas os pais biológicos, mas também as pessoas que cumprem tais funções afetivas para as crianças ou adolescentes.

DESENVOLVIMENTO E EXPERIÊNCIA

Embora o conhecimento das correlações entre o desenvolvimento do sistema nervoso e o desenvolvimento mental seja limitado, ambos os fenômenos correspondem a facetas diferentes de um mesmo processo. A organização e o desenvolvimento do cérebro ocorrem por meio da interação do programa biológico inscrito no código genético e das experiências ao longo da vida. As experiências moldam a formação dos circuitos cerebrais, inscrevendo-se na biologia do indivíduo. Experiências mais precoces, influindo sobre estruturas ainda imaturas, têm maior impacto sobre o processo.[1-4]

Ao longo das primeiras 4 semanas de gestação, forma-se o tubo neural, como uma dobra do ectoderma. Nas semanas seguintes, diferenciações no tubo neural dão origem às diferentes partes do sistema nervoso. Na parte correspondente ao futuro cérebro, a cavidade do tubo neural progressivamente se diferencia nas regiões que darão origem aos ventrículos cerebrais. Entre a 12ª e a 20ª semana de gestação, neurônios proliferam nas paredes das futuras regiões ventriculares, migrando para as regiões corticais. Entre a 24ª semana de gestação e a 4ª semana pós-natal, cerca de 50% dos neurônios cerebrais morrem de maneira programada.[5]

O processo de mielinização se inicia a partir da 29ª semana, seguindo um padrão cefalocaudal, posterior-anterior e proximal-distal. Os neurônios sensitivos são mielinizados antes dos motores, e os neurônios de vias de projeção antes dos de vias associativas. O processo é mais intenso na primeira infância, mas continua ao longo de 2 a 3 décadas.[5]

A partir da 20ª semana de gestação iniciam-se a proliferação e a organização das sinapses (sinaptogênese). A densidade das sinapses aumenta ao longo dos dois primeiros anos de vida. Ao mesmo tempo, ocorre um processo de eliminação regional das sinapses, que continua até a idade adulta, com a progressiva organização dos circuitos cerebrais. Certas áreas do cérebro, como o córtex pré-frontal dorsolateral, relacionado ao controle dos impulsos e ao planejamento das ações, somente completam o processo de organização no início da idade adulta.[5]

A organização dos circuitos cerebrais é moldada em parte pelas experiências do indivíduo. O desenvolvimento de algumas funções cerebrais depende de experiências ambientais que devem ocorrer em períodos determinados.[5]

Durante a gestação, o desenvolvimento do feto depende da interação entre seu programa genético e o ambiente intrauterino. Por sua vez, o ambiente intrauterino é influenciado em parte por aspectos físicos e psicológicos da mãe. Fatores como doenças, desnutrição, uso de álcool, tabaco, drogas lícitas e ilícitas, radiação ou condições como ansiedade ou depressão podem comprometer o desenvolvimento do feto.[1-5]

Estados de ansiedade materna causam aumento dos hormônios do estresse (epinefrina, norepinefrina, cortisol) na corrente sanguínea do feto, contribuindo para o aumento da pressão sanguínea, da frequência cardíaca e do nível de atividade. A presença de ansiedade materna durante a gravidez aumenta o risco de bebês mais irritáveis, com dificuldades de sono e de alimentação.[5-7]

Durante a gravidez, a mulher entra em um estado especial, que o pediatra e psicanalista D. W. Winnicott chamou de preocupação materna primária, em que a futura mãe se vê cada vez mais concentrada nos preparativos para receber o bebê, diminuindo o interesse pelo mundo externo. Além disso, sua capacidade empática aumenta muito, o que se percebe por uma sensibilidade especial às emoções. Quando o bebê nasce, a mãe estará apta para entrar em sintonia com os estados corporais de seu filho, podendo perceber suas necessidades físicas e emocionais para atendê-las.[2,8,9,13]

O PRIMEIRO ANO DE VIDA

Ao longo do primeiro ano de vida, um tipo de relação afetiva especial se desenvolve entre o bebê humano e seus cuidadores, uma relação a que John Bowlby deu o nome de apego (*attachment*). O apego ocorre pela tendência inata do bebê de se relacionar com os pais (ou pessoas que exercem a função materna/paterna) e pela resposta deles à dependência absoluta do bebê. A evolução positiva do apego é a base do sentimento de segurança da criança, assim como de sua capacidade de regular emoções e pensamentos, de se relacionar com outras pessoas, de manter a autoestima e de explorar autonomamente o mundo. Além disso, a capacidade futura de exercer adequadamente a função de pai ou mãe também é em grande parte determinada por essas relações precoces.[2,8-11,13]

Como várias funções regulatórias ainda não podem ser executadas pela criança imatura, essas funções devem ser exercidas pela mãe ou seu substituto regular. A sincronização do estado corporal da mãe em relação ao filho, tornada possível pela conexão afetiva, permite a sincronização de seus estados mentais, podendo a mãe regular a mente do bebê.[2,8,9,13]

Não é necessário ou adequado um ajuste perfeito. Para Winnicott, a mãe precisa apenas ser "suficientemente boa", isto é, ter a capacidade de tolerar o estado de dependência absoluta do bebê, identificar-se com ele para captar e atender as suas necessidades, perceber o bebê como um indivíduo com mente própria e estabelecer uma via de contato de forma que o bebê se sinta compreendido e apoiado. Uma vez que rupturas na comunicação são inevitáveis, a mãe deve ser capaz de restabelecer o contato.[2,8,9,13]

É fundamental que a mãe reconheça, contenha, apoie e amplie as experiências de seu bebê, principalmente as experiências emocionais, que, se muito intensas, tendem a desorganizar a mente ainda imatura. Além disso, ao mesmo tempo que apoia a criança em suas necessidades, dá espaço para o desenvolvimento da autonomia.[2,8,9,13]

O bebê nasce com um programa biológico inscrito no código genético, que se realiza por meio das interações com os cuidadores. Durante o primeiro ano de vida, várias conexões neurais se organizam, na dependência das experiências interpessoais. O desenvolvimento do cérebro é moldado por essas experiências, que se tornam padrões de ativação inscritos na biologia do indivíduo. Funções regulatórias exercidas pelos pais são internalizadas, tornando-se mecanismos de autorregulação. Experiências precoces são registradas como memórias implícitas (inconscientes), que se tornam padrões de reação às situações da vida.[3-5,13]

Durante o cuidado do filho, a mãe comunica a ele o que percebe de seu estado emocional, de suas intenções e ações, representando simbolicamente, por meio de palavras, o que se passa na interação entre os dois. Aos poucos, por identificação com a mãe, a criança vai se tornando capaz de representar seu próprio mundo interno e o mundo das relações interpessoais.[2,8,9,13]

Embora desde o nascimento o bebê reconheça a voz e o cheiro da mãe, somente entre o sétimo e oitavo meses de vida a criança mostra uma ligação preferencial com a mãe, manifestada pela ansiedade diante de estranhos e o surgimento da ansiedade de separação.[2,8,9]

No final do primeiro ano de vida, a criança já é capaz de simbolizar suas necessidades por meio da linguagem, tem um incipiente senso de si mesma e começa a exercer sua autonomia. A mãe torna-se a base de segurança a partir da qual a criança pode explorar o mundo.[1-3]

FASE PRÉ-ESCOLAR

Embora o termo pré-escolar tenha se consagrado pelo uso, descrevendo o período entre aproximadamente 2 e 6 anos de idade, na verdade, nos tempos atuais, a maioria das crianças já tem, nesta fase, experiências de ambientes escolares ou semelhantes à escola, como creches.[1-4,8]

Aos 2 anos, a criança já fala frases simples. A palavra "não" surge no vocabulário, tornando-se uma das mais usadas, indicando que a criança está alcançando uma identidade própria, demonstrada pela oposição à mãe, de quem agora se sente mais diferenciada. Adquire também a capacidade de se referir a si mesma como "eu".[1-4,8]

Nessa época, a identidade sexual se estabelece: as crianças sabem que são meninos ou meninas. Comportamentos típicos de cada gênero se tornam claros: a maioria dos meninos tende a brincar com carrinhos e bolas; e a maioria das meninas, com bonecas.[1-4,8] Sabe-se que esses comportamentos são determinados por múltiplas causas, não apenas biológicas, mas também por influências socioculturais envolvidas na definição dos papéis de gênero.

A criança pode ser treinada a usar o banheiro, deixando as fraldas.

O progresso do controle motor, manifestado no controle das fezes e da urina, no aumento da segurança da marcha, na capacidade de se vestir e se alimentar sozinha, permite à criança um grande avanço na sua autonomia.[1-4,8]

Amplia-se grandemente a comunicação verbal. A criança já é capaz de pensar simbolicamente, embora tenha caracteristicamente uma perspectiva autocentrada que a impossibilita de se colocar no lugar de outras pessoas.[1-4,8]

Pré-escolares são capazes de sentir toda uma gama de estados emocionais, embora ainda possam ser sobrepujados e desorganizados por emoções mais intensas. É necessário que os pais e demais adultos ajudem a criança a gerenciar seus estados emocionais.

No início desse período, as ações da criança são determinadas fundamentalmente pela busca de prazer. Aos poucos, os valores dos pais, transmitidos por meio de sua conduta e das restrições que impõem à criança, são internalizados e se tornam a consciência moral da criança, que passa a direcionar suas ações.[1-4,8]

A socialização nessa fase ocorre a partir da base de segurança dada pela família e seus substitutos (babás, professores, etc.). A criança ainda é muito sensível à separação de seus cuidadores primários. Afastamentos prolongados dos pais podem ter efeito traumático.[1-4,8]

É fundamental que se entenda o mundo particular da criança, para ajudá-la a vencer os desafios do período: aumentar o controle do corpo e dos sentimentos e desenvolver a capacidade de se relacionar com as pessoas.

O pré-escolar vive em um mundo mágico, povoado por figuras de sua fantasia, em que desempenha o papel central. Não há distinção clara entre imaginação e realidade, nem possibilidade de se colocar no lugar dos outros.[2,3]

Para a criança dessa idade, os objetos têm vida, sentimentos e emoções, e existem para satisfazê-la. Os pensamentos têm poder mágico – basta pensar para acontecer. Os pais, considerados todo-poderosos, são capazes de ler seus pensamentos, encontram-se sempre presentes e sabem de tudo que se passa. Assim, se a criança faz algo errado, imagina que o castigo virá automaticamente.[1-4,8]

As pessoas se dividem em boas e más, sem meias tintas. São más quando se negam a realizar seus desejos e boas se lhe dão satisfação. Assim, se a mãe ou o pai frustram a criança, naquele momento se tornam maus, sem que a criança consiga pensar que a mãe boa do momento de satisfação anterior é a mesma sentida como má agora.[1-4,8]

As rivalidades pela atenção da mãe tornam-se características, principalmente com irmãos ou com o pai. Os sentimentos contraditórios surgidos nessas situações podem ser muito dolorosos.

São comuns os ataques de birra. Diante de uma frustração, a criança é tomada por uma raiva incontrolável: chora, grita e esperneia. Crianças nessa faixa etária têm pouca capacidade de concentração e ficam irritadas se estão com sono ou com fome.[1-4,8]

FASE ESCOLAR

No início deste período, vários progressos foram consolidados, o que permite o início da escolarização formal. A criança já é capaz de pensar logicamente, concentra-se melhor, domina melhor a linguagem, tem maior coordenação dos movimentos corporais e sabe usar o banheiro.[1-4,8]

As relações com as pessoas adquirem novas e mais ricas características. O pai passa a ser um importante modelo de identificação para o menino; a mãe, para a menina. Professores, personagens da televisão, do cinema ou das leituras também são tomados como modelos. A criança se torna mais sociável, principalmente por meio da interação com outras crianças, em geral do mesmo sexo, havendo comumente um "melhor amigo", com quem estabelece uma ligação mais próxima.[2,3]

Os jogos, principalmente aqueles com regras estritas, tornam-se a preferência. As atividades esportivas ganham destaque. Há uma grande preocupação com "o que pode e o que não pode", com o certo e o errado. Também são comuns as coleções. Essas são maneiras que a criança encontra para consolidar os limites internos, que vinham sendo estabelecidos pelo convívio com os pais, em busca de maior organização e categorização das experiências.[2,3]

ADOLESCÊNCIA

A palavra "adolescência" refere-se às modificações psicológicas que ocorrem na passagem da infância para a vida adulta. O período inicia-se juntamente com a puberdade, que é o amadurecimento sexual acelerado surgido em torno do 12º ano nas meninas e um pouco mais tarde nos meninos.[1-4,9,12]

O adolescente se vê diante do grande desafio de passar da vida infantil, em que era dependente dos pais, para a vida adulta, em que tem de encontrar sua própria identidade e independência. A entrada na vida adulta deve corresponder à possibilidade de estabelecer a identidade profissional e sexual.[1-4,9,12]

A adolescência tem se tornado mais longa nos últimos anos, começando mais cedo e terminando mais tarde. Com a melhora das condições nutricionais, a puberdade tem surgido cada vez mais precocemente. A complexidade da vida moderna exige formação mais longa e, portanto, aumenta o período de dependência dos pais. Há algumas gerações, os homens se casavam aos 20 anos, e as mulheres, muitas vezes, aos 15. Agora, tornou-se comum que até os 30 anos o indivíduo ainda more com os pais. Às vezes, a adolescência se prolonga indevidamente, porque o jovem não consegue concluir o processo de separação e diferenciação da família, que lhe permitiria se tornar um adulto capaz de gerenciar a própria vida.[1-4,9,12]

Nos primeiros anos dessa fase, é comum que o adolescente fique muito angustiado pelas mudanças que seu corpo sofre. Sente-se feio, desengonçado, alvo de todos os olhares críticos. Os impulsos sexuais e agressivos aumentam de intensidade, tomando-o de assalto.[2,9,12]

A convivência em grupo torna-se extremamente importante. O adolescente quer pertencer a uma comunidade de iguais, compartilhar maneiras de pensar, de se vestir, se modelar por meio dos amigos. Surgem também os modelos externos – artistas, cantores, que o adolescente idolatra e procura imitar.[2]

A oposição aos pais e às gerações passadas também é característica marcante do período, de forma mais sistemática que aquela que ocorria na infância. A necessidade de se opor faz parte do processo de diferenciação e de busca de uma identidade própria. O adolescente precisa sentir que pode ser diferente, sem perder o amor e o apoio da família.[2,3,9,12]

O adolescente ganha uma nova capacidade de pensar com profundidade acerca dos problemas da vida. Já pode entender as grandes questões da humanidade e se envolver em discussões sobre ética, moral e política.

Oscilações emocionais ocorrem com frequência, sendo comuns os momentos de mau humor e as tristezas repentinas. O sentimento de onipotência, característico do período, faz com que o adolescente desconsidere perigos reais e se coloque em situações de risco. Como ainda não tem plena capacidade de arcar com todas as responsabilidades da vida adulta, em algumas situações ainda precisa de auxílio, inclusive quanto à imposição de limites. Ao mesmo tempo, o direito à privacidade e as manifestações cabíveis de autonomia devem ser respeitados.[1-4,9,12]

✓ CONCLUSÃO

Para avaliar a saúde mental da criança e do adolescente, é necessário conhecer o processo de desenvolvimento normal. A maioria das teorias do desenvolvimento pressupõe que o desenvolvimento humano ocorre por meio de uma sequência ordenada de fases. As patologias correspondem a atrasos em relação à maioria dos indivíduos ou a processos de desenvolvimento aberrantes.

A organização e o desenvolvimento do cérebro ocorrem por meio da interação do programa biológico inscrito no código genético e das experiências ao longo da vida. As experiências moldam a formação dos circuitos cerebrais, inscrevendo-se na biologia do indivíduo. Ao longo das diversas fases do desenvolvimento humano, as experiências interpessoais, principalmente aquelas com pessoas significativas afetivamente, são a base da organização da mente.

REFERÊNCIAS BIBLIOGRÁFICAS

1. Damon W (ed.). Child and adolescent development: an advanced course. Hoboken: John Wiley and Sons, 2008.
2. Gilmore K, Meersand P. Normal child and adolescent development: a psychodynamic primer. Washington: American Psychiatric Publishing, 2014.
3. Lewis M, Volkmar F. Clinical aspects of child and adolescent development. 3.ed. Philadelphia: Lea & Febiger, 1990.
4. Siegel D. The developing mind. 2.ed. New York: The Gilford Press, 2012.
5. DiCicco-Bloom E, Obiorah M. Neural development and neurogenesis. In: Sadock BJ, Sadock V, Ruiz P. Kaplan and Sadock´s comprehensive textbook of psychiatry. 10.ed. Philadelphia: Wolters Kluwer, 2017. p.39-61.
6. Dulcan M. Dulcan´s Textbook of child and adolescent psychiatry. 2.ed. Arlington: American Psychiatric Association, 2016.
7. Goodman R, Scott S. Child and adolescent psychiatry. 3.ed. London: Willey Blackwell, 2012.
8. Marcelli D. Enfance et psychopathologie. 10.ed. revue et complétée. Issy-les-Moulineux: Elsevier-Masson, 2016.
9. Marcelli D, Braconnier A. Adolescence et psychopathologie. 7.ed. Issy-les-Moulineux: Elsevier-Masson, 2009.
10. Martin A, Volkmar F. Lewis's child and adolescent psychiatry: a comprehensive textbook. 5.ed. Philadelphia: Lippincott Williams & Wilkins, 2018.
11. Thapar A, Pine D (eds.) Rutter´s child and adolescent psychiatry. 6.ed. Oxford: Wiley & Sons, 2015.
12. Almeida RS. Adolescência e contemporaneidade: aspectos biopsicossociais. Residência Pediátrica 2015; 5(3)s.1:13-6.
13. Almeida RS. Afetividade e desenvolvimento. Rev Ped SOPERJ 2011; 12(supl. 1):21-7.

4

O DIAGNÓSTICO PSIQUIÁTRICO

OBJETIVOS

✓ Apresentar os princípios que sustentam o diagnóstico na psiquiatria de crianças e adolescentes.
✓ Refletir de modo crítico a respeito dos critérios de normalidade e patologia.
✓ Conhecer as principais classificações atuais.
✓ Destacar que os transtornos psiquiátricos infantis e juvenis devem ser contextualizados, levando em consideração a história da criança e da família, seu ambiente e suas relações.

INTRODUÇÃO

O diagnóstico psiquiátrico é eminentemente clínico.[1-10] Isso quer dizer que, em saúde mental infantil e juvenil, o ato de diagnosticar se baseia na rica e delicada interação entre o médico, a criança e a família, e não em exames hematológicos, eletroencefalogramas ou técnicas de imagem cerebral. Na ausência de "marcadores biológicos" dos diferentes quadros e formas de sofrimento, a tarefa de diagnosticar se sustenta no olhar atento e na escuta cuidadosa do relato feito pelos pais e pela própria criança sobre os problemas que os levaram a procurar atendimento. Testes neuropsicológicos podem ser realizados, mas têm papel complementar.

O produto final do processo do diagnóstico pode ser a identificação mais geral de um problema relacionado à saúde mental ou a detecção mais específica de um transtorno mental. Apenas neste último caso pode-se afirmar a existência de uma psicopatologia na criança. No entanto, a definição do que é normal e do que é patológico não é tarefa tão simples quanto parece, e sua importância merece algumas considerações.

O NORMAL E O PATOLÓGICO

As fronteiras entre normalidade e patologia não são tão claras no campo da psiquiatria quanto parecem ser nas outras disciplinas médicas. Quando se trata de crianças e adolescentes, a dificuldade em estabelecer essas fronteiras se torna ainda maior, e elas se deslocam com o passar do tempo. Por exemplo, a masturbação já foi considerada a origem dos mais diversos males físicos e mentais na juventude, mas deixou de sê-lo à medida que a sociedade e a medicina adquiriram uma nova compreensão a respeito da sexualidade na infância e adolescência.

O desenvolvimento infantil, ao mesmo tempo que se constitui em um dos referenciais para o diagnóstico psiquiátrico, também é um dos principais fatores a dificultar a distinção entre normal e patológico nessa faixa etária. Não é possível estabelecer critérios rígidos e estáticos para seres cuja característica é a mudança contínua, a estruturação e reestruturação de seu modo de pensar, de se comportar, de aprender e de se relacionar.[1] Um fenômeno considerado normal aos 3 anos (p.ex., a enurese noturna) já não é mais aos 8 anos. Da mesma forma, um comportamento que causa inconvenientes aos 8 anos (p.ex., hiperatividade extrema) pode não ter nada de anormal aos 3 anos. Em alguns quadros, o não aparecimento de um marco do desenvolvimento aponta para a possibilidade de psicopatologia (como a ausência da fala ou do interesse social entre 1 e 3 anos no autismo), mas um pequeno atraso na aquisição de alguma habilidade mental não é sempre indicador de problemas sérios.

Na teoria, podem-se distinguir diversas definições da normalidade: o normal pode equivaler à média estatística de um traço ou comportamento em uma determinada população; o normal pode ser um ideal utópico de saúde a ser atingido; o normal pode ser um valor a ser preservado ou estado de equilíbrio entre a criança e o ambiente; ou o normal pode ter apenas uma definição negativa, sendo a ausência de doença detectável.[2]

Tais posições teóricas se traduzem por posturas práticas no dia a dia da clínica com crianças. Ao entender que o normal é o que é mais comum em uma dada população, considera-se anormal, por outro lado, tudo aquilo que foge da média nesse ambiente. O problema desse ponto de vista é que algumas crianças, mesmo sendo felizes e bem adaptadas, podem ser consideradas anormais se apresentarem algum comportamento ou traço psicológico que não existe na maioria das crianças de seu meio. Ou, por outro lado, podem-se encontrar crianças aparentemente comportadas e adaptadas ao seu ambiente, mas que escondem grande sofrimento ou sensação de inadequação.

Nas outras especialidades médicas, é comum tratar a doença como fato objetivo, na lógica do "tudo ou nada", ou seja, algo que a pessoa "tem" ou "não tem". Contudo, na psiquiatria infantil, essa não é a melhor forma de detectar o sofrimento psíquico ou as alterações de comportamento, já que na maioria dos quadros não há uma "coisa" (p.ex., o autismo) que se possa identificar objetivamente, de modo separado da criança (p.ex., o autista). Além disso, existem diversos quadros transitórios ou limítrofes que acabam ficando sem detecção com essa abordagem dicotômica.

Como, então, o pediatra pode se orientar na hora de decidir quem tratar, encaminhar ou liberar? Ao se apostar na visão de que a saúde é um valor, e não uma "coisa" ou uma "média", entende-se que perdê-la significa uma restrição na habilidade de enfrentar os desafios, criar soluções e superar os obstáculos cotidianos na esfera familiar, na escola e na vida social como um todo. Dessa forma, só deve ser considerado anormal – portanto merecedor de avaliação mais minuciosa e possível tratamento – aquilo que é experimentado pela criança, por seus pais ou mesmo por outras pessoas significativas de seu entorno como algo que limita a vida do sujeito, suas capacidades criativas e adaptativas e que se mantém durante certo período, indicando que a criança e a família não estão tendo sucesso na superação das dificuldades por conta própria.

Não basta, assim, uma avaliação sintomática superficial, baseada apenas no preenchimento de *checklists* com critérios diagnósticos. É preciso, ao lado da sintomatologia manifesta, levar em conta a experiência da criança, seu funcionamento físico e mental, suas relações com o ambiente próximo, seu lugar na família, o modo como os pais lhe oferecem (ou não) cuidados e segurança, seu desenvolvimento e seu histórico de vida – tudo isso permitirá contextualizar e dar sentido ao problema que a família leva à psiquiatria pediátrica.

CATEGORIAS E DIMENSÕES NA PSICOPATOLOGIA INFANTOJUVENIL

Os transtornos psiquiátricos da infância e adolescência podem ser encarados de duas maneiras distintas.[3] Uma delas, a visão categorial, está relacionada com a noção de "tudo ou nada" discutida no tópico anterior, sobre normalidade e patologia. Nela, os transtornos são tomados como categorias distintas de fenômenos, bem delimitados entre si e também em relação à "normalidade". Nessa concepção, ou a criança tem um determinado diagnóstico ou não tem. Como afirmado anteriormente, essa visão pode ser útil em diversos campos da medicina (ou a criança tem leucemia ou não tem; ou tem uma fratura ou não tem), mas na psiquiatria ela acaba se aplicando apenas aos casos mais extremos de determinadas psicopatologias (como na deficiência intelectual grave), que podem apresentar características bem peculiares, muito diferentes tanto em relação à normalidade como aos casos mais "leves" do mesmo quadro.

O grande problema dessa abordagem é conduzir à reificação dos problemas de saúde mental, ou seja, à visão de que as psicopatologias são objetos ou "coisas" com vida própria, e não formas de sofrimento ou desajuste. A adesão a uma visão categorial dura pode fazer com que o médico transmita aos pais ou à criança a noção de que as dificuldades de comportamento se devem a uma "coisa" que está na criança (o que fica implícito, por exemplo, em imagens como a do "portador do TDAH"), e não investigue variáveis psicológicas ou ambientais (familiares, escolares) que possam estar influenciando no mal-estar do pequeno paciente.

Por outro lado, a visão dimensional enxerga linhas de continuidade entre a normalidade e a patologia (sempre existindo crianças que apresentam um número menor das mesmas características ou "sintomas", mas que não merecem ser diagnosticadas) e entre diferentes quadros (como entre a hiperatividade e o comportamento desafiador opositivo), com o ponto de corte entre uma situação e outra sendo definido de forma mais ou menos arbitrária. Essa visão parece ser mais adequada para diversos diagnósticos ou para suas formas menos graves. O problema é que, como o ponto de corte entre o normal e o anormal pode ser bastante incerto, há uma zona de penumbra diagnóstica que pode estimular, sob a rubrica de formas leves, frustas, subliminares ou limítrofes, a excessiva medicalização de problemas infantis – ou seja, o avanço de categorias médicas em direção ao que, sob outra perspectiva, poderia ser considerado normal ou uma variação não patológica da normalidade.

A QUESTÃO DAS COMORBIDADES

É comum ouvir que, em psiquiatria infantojuvenil, a comorbidade é mais regra que exceção. De fato, uma criança ou adolescente com quadro específico também pode apresentar sinais e sintomas de outro transtorno. Um autista pode apresentar sinais de deficiência intelectual e marcante hiperatividade; uma criança com depressão pode manifestar ansiedade de separação ou ansiedade social. No entanto, antes de definir que o paciente tem uma série de transtornos comórbidos, vale tomar alguns cuidados.

Muitas vezes, a comorbidade é apenas uma ilusão, já que há bastante sobreposição de sintomas entre vários diagnósticos atuais.[3] Além disso, muitas vezes, com o passar do tempo, a manifestação sintomática da criança muda, e a psicopatologia inicial se rearranja sob outra forma. O mais importante é entender que qualquer diagnóstico, por mais pertinente que seja, nunca consegue explicar todos os problemas apresentados por uma criança ou adolescente. Por isso acaba sendo tentador usar um segundo diagnóstico para suprir a insuficiência do diagnóstico anterior.

Pode-se nomear essa tentação de armadilha nosológica: acreditar que tudo que se desvia da normalidade corresponde a um "transtorno", e que a soma de vários deles oferece uma hipótese mais completa sobre o mal-estar do paciente. Como nem sempre é esse o caso, pode valer a pena conversar com um profissional com outra formação (p.ex., psicólogo ou psicanalista), pois outro saber ou referencial teórico pode ser mais útil à compreensão do caso do que a colagem de vários diagnósticos simultâneos. Enfim, a regra é ser econômico no recurso às comorbidades, evitando a produção de uma "colcha de retalhos" que mais confunde que esclarece o manejo clínico.

RELAÇÕES ENTRE A PSICOPATOLOGIA INFANTOJUVENIL E A ADULTA

A psiquiatria e a saúde mental da criança e do adolescente constituem hoje um campo específico da prática clínica e da produção de conhecimento. Isso não quer dizer, entretanto, que inexistam intersecções com a psiquiatria dos adultos. Sabe-se que os pequenos pacientes vão crescer, podendo levar com eles os quadros que apresentavam quando crianças. Isso é mais comum em psicopatologias abrangentes e persistentes, como o autismo, mas as linhas de continuidade entre os quadros da infância e os da vida adulta também aparecem em outras formas de psicopatologia.[4]

Muitos pacientes adultos com transtorno obsessivo-compulsivo relatam que o início dos seus sintomas ocorreu antes dos 15 anos de idade, por vezes permanecendo sem identificação e tratamento por anos. Parte significativa das crianças desatentas/hiperativas pode continuar com problemas de atenção, inquietude interna e desorganização na vida adulta. Por outro lado, alguns quadros ansiosos, como a ansiedade de separação e certas fobias leves, são mais típicos da infância, geralmente não persistindo na adolescência ou vida adulta.

O diagnóstico e a intervenção precoces e os cuidados terapêuticos adequados podem, muitas vezes, determinar melhor prognóstico de longo prazo e até mesmo evitar a permanência de muitos quadros no futuro.

AS CLASSIFICAÇÕES E OS PRINCIPAIS GRUPOS DIAGNÓSTICOS

Diversas propostas de classificação dos transtornos mentais na infância e adolescência já foram feitas, diferindo de acordo com a época e o país nos quais surgiram ou com a filiação teórica de seus proponentes.[5] Percebe-se, assim, que as categorias diagnósticas são sempre provisórias. Boa parte dos quadros propostos desaparece ou é modificada com o tempo (como é o caso da disfunção cerebral mínima – DCM, que não é mais utilizada), enquanto alguns desfrutam de maior estabilidade (como o autismo). Isso deixa mais claro que esses transtornos não são "entidades" ou "coisas", mas modos de descrever as variadas formas de sofrimento mental, prejuízos na socialização e perturbações no comportamento ou desenvolvimento que as crianças e os adolescentes podem apresentar. É também preciso enfatizar que o diagnóstico de qualquer psicopatologia infantojuvenil não implica localizar toda a patologia na criança e esquecer-se do ambiente, das suas relações significativas e da história da criança e de quem dela cuida.

Neste livro, serão estudadas as categorias diagnósticas presentes nas classificações mais utilizadas atualmente – a Classificação Internacional de Doenças (CID), da Organização Mundial da Saúde (OMS) e o Manual Diagnóstico e Estatístico de Transtornos Mentais, da Associação Psiquiátrica Americana (APA). A 5ª edição do DSM (DSM-5) foi lançada em 2013[6] e a 11ª edição da CID (CID 11) foi lançada *on-line* em 2018, entrando oficialmente em vigor em 2022.[8]

A CID 10 e a versão anterior do DSM (DSM-IV-TR) são multiaxiais, ou seja, abrem a possibilidade de que, ao lado do transtorno psiquiátrico principal, haja também o registro de outras informações importantes (Tabela 1).[3] O DSM-5 suprimiu a divisão multiaxial, unificando os eixos I, II e III e incluindo as informações sobre problemas psicossociais e prejuízos no funcionamento global em outras seções do Manual.

Tabela 1 Classificações multiaxiais[3]

CID 10	DSM-IV	
Eixo 1	Eixo I	Transtorno psiquiátrico
Eixo 2	Eixo I	Atrasos específicos no desenvolvimento
Eixo 3	Eixo II	Nível intelectual
Eixo 4	Eixo III	Condições médicas presentes
Eixo 5	Eixo IV	Adversidades psicossociais
Eixo 6	Eixo V	Funcionamento adaptativo

Tanto o DSM-5 como a CID 11 optaram por eliminar os grupos dos "Transtornos geralmente diagnosticados pela primeira vez na infância e adolescência" (no caso do DSM-IV) ou "Transtornos do desenvolvimento psicológico" e "Transtornos emocionais e de comportamento com início usualmente ocorrendo na infância e adolescência" (no caso da CID 10). Boa parte dos diagnósticos neles contidos passou a fazer parte do grupo dos "Transtornos do neurodesenvolvimento", que incluem as Deficiências intelectuais ou Transtornos do desenvolvimento intelectual (antigo Retardo Mental), os Transtornos da comunicação/linguagem, os Transtornos da aprendizagem, o TDAH, os Transtornos do espectro do autismo e os Transtornos de movimentos. Os demais diagnósticos infantis foram dispersos em outros grupos; por exemplo, o Transtorno de ansiedade de separação e o Mutismo seletivo no grupo dos Transtornos de ansiedade, e os Transtornos de conduta e Transtorno desafiador de oposição no grupo dos Transtornos disruptivos. Além disso, houve a inclusão de novos diagnósticos, como o Transtorno disruptivo de desregulação do humor (TDDH) no DSM-5, o *Gaming disorder* na CID 11 e o Transtorno de escoriação (*skin picking*) em ambos.

É possível concluir que há uma tendência a dispersão e perda da especificidade dos diagnósticos infantojuvenis nos novos sistemas classificatórios internacionais, ao lado da ascensão da noção de neurodesenvolvimento (fruto do impacto das neurociências, mais especificamente das pesquisas sobre desenvolvimento cerebral) e o surgimento de novas categorias, algumas delas, como o TDDH, com baixo nível de evidências, ainda aguardando maior validação.

Há outra forma de organizar os diagnósticos que classifica as psicopatologias infantojuvenis em três grandes grupos nosológicos:[3,5]

- Transtornos do desenvolvimento: deficiência intelectual (retardo mental), transtornos do espectro autista (ou transtornos globais do desenvolvimento), transtornos da aprendizagem e transtornos da linguagem;
- Transtornos disruptivos ou externalizantes: transtorno de déficit de atenção/hiperatividade (TDA/H), transtornos de conduta e transtorno desafiador de oposição (TDO);
- Transtornos emocionais ou internalizantes: transtornos de ansiedade, depressão e mutismo seletivo.

Pode-se acrescentar a essa divisão triádica dois outros grupos:[10]

- Transtornos da corporeidade (quadros nos quais o corpo é o local privilegiado da expressão do sintoma): transtornos alimentares, abuso de álcool e outras drogas, transtornos com sintomas somáticos, autolesão intencional, tiques, enurese e encoprese;
- Grupo da esquizofrenia infantil e do transtorno bipolar do humor (pouco frequentes na infância, mais comuns a partir da adolescência).

Sempre há, vale notar, alguma sobreposição entre esses grupos nosológicos. O autismo, por exemplo, hoje considerado um transtorno do desenvolvimento, também pode apresentar sintomas disruptivos (inquietude, agitação, impulsividade).

Por fim, a Classificação Francesa de Transtornos Mentais de Crianças e Adolescentes (CFTMEA), revisada no ano de 2012, tenta conciliar o vocabulário psiquiátrico com o psicanalítico, e se divide em dois eixos.[11,12] O eixo I descreve as psicopatologias básicas e o eixo II se refere aos fatores associados e fatores possivelmente etiológicos (orgânicos e ambientais). Fazem parte do eixo I os seguintes grupos:

1. Transtornos invasivos do desenvolvimento (TID), esquizofrenias, transtornos psicóticos da infância e adolescência.
2. Transtornos neuróticos.
3. Patologias limítrofes (*borderline*).
4. Transtornos reativos.
5. Deficiências mentais (retardos, debilidades mentais, demências).
6. Transtornos do desenvolvimento e das funções instrumentais.
7. Transtornos de conduta e comportamento.
8. Transtornos de expressão somática.
9. Manifestações e sintomas do tipo ansioso, fóbico, compulsivo, conversivo.
10. Variações da normalidade.

A inclusão da última categoria (variações da normalidade) indica que nem todos os problemas envolvendo a saúde mental merecem ser considerados como patológicos e enquadrados em uma categoria de transtorno mental. Acreditamos que os diagnósticos possam dar mais segurança ao médico e ajudá-lo a entender melhor os casos em avaliação, mas o apego a um "rótulo" diagnóstico não deve ofuscar outras questões que estão em jogo no problema ou sintoma da criança, como as de cunho psicológico ou relacional. Para finalizar, não se pode esquecer que a elaboração diagnóstica é uma arte que demanda tempo e vários encontros com a criança e com a família, e não uma técnica de encaixar apressadamente a criança em uma das categorias listadas.

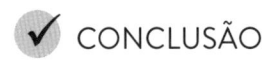 ## CONCLUSÃO

O diagnóstico psiquiátrico é clínico; exames complementares e testes neuropsicológicos podem ser úteis, mas têm menor relevância na investigação de psicopatologias infantis e juvenis. O quadro apresentado pela criança deve ser contextualizado a partir da investigação do seu ambiente de vida, de suas relações significativas e da sua história.

Os diagnósticos representam modos de descrever situações de sofrimento, limitações no desenvolvimento ou dificuldades no comportamento, e não "coisas" das quais a criança é "portadora". Qualquer diagnóstico, por mais pertinente que seja, nunca consegue explicar todos os problemas apresentados por uma criança ou adolescente. Nesse sentido, é bom ser conservador em relação às comorbidades e só atribuir mais de um diagnóstico à mesma criança quando não houver outra possibilidade explicativa mais adequada. Por fim, vale lembrar que os limites entre normalidade e patologia em crianças e adolescentes não são fixos, variando a partir de critérios históricos, culturais, relacionais e de desenvolvimento.

REFERÊNCIAS BIBLIOGRÁFICAS

1. Maughan B, Collishaw S. Development and psychopathology: a life course perspective. In: Thapar A et al. (eds.). Rutter's child and adolescent psychiatry. 6.ed. Oxford: Wiley-Blackwell, 2015.
2. Bezerra Jr B. O normal e o patológico: uma discussão atual. In: Souza AN, Pitangui J. Saúde, corpo e sociedade. Rio de Janeiro: Editora UFRJ, 2006. p.91-109.
3. Goodman R, Scott S. Child and adolescent psychiatry. 3.ed. Oxford: Wiley-Blackwell, 2012.
4. Rutter M, Sroufe A. Developmental psychopathology. Development and Psychopathology 2000; (12):265-96.
5. Taylor E, Rutter M. Classification. In: Rutter M et al. (ed.) Rutter's child and adolescent psychiatry. 5.ed. Oxford: Blackwell Publishing, 2009. p.18-31.
6. American Psychiatric Association. Manual Diagnóstico e Estatístico de Transtornos Mentais: DSM-5. Porto Alegre: Artmed, 2014.
7. Organização Mundial da Saúde (OMS). Classificação de Transtornos Mentais e de Comportamento da CID-10: descrições clínicas e diretrizes diagnósticas. Porto Alegre: Artes Médicas, 1993.
8. World Health Organization (WHO). ICD 11. International Classification of Diseases 11th revision. Disponível em: https://icd.who.int/. Acessado em: 9 nov. 2018.
9. Maddux JE, Winstead BA. Psychopathology: foundations for a contemporary understanding. 2.ed. New York, London: Routledge, 2008.
10. Lima RC. Saúde mental na infância e adolescência. In: Jorge MAS, Carvalho MCA, Silva PRF (orgs.). Políticas e cuidado em saúde mental: contribuições para a prática profissional. Rio de Janeiro: Editora Fiocruz, 2014.
11. Marcelli D, Cohen D. Infância e psicopatologia. 8.ed. Porto Alegre: Artmed, 2010.
12. Misès R (dir.); Silva Júnior PV. (org. trad.) Classificação Francesa de Transtornos Mentais de Crianças e Adolescentes (CFTMEA). São Paulo: Instituto Langage, 2018.

5

EPIDEMIOLOGIA DOS TRANSTORNOS MENTAIS DA INFÂNCIA E DA ADOLESCÊNCIA

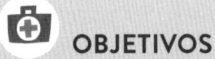
OBJETIVOS

✓ Apresentar dados sobre a prevalência de transtornos mentais na infância e na adolescência.
✓ Conhecer os fatores de risco e de proteção relevantes na faixa etária infantil e juvenil, com destaque para a noção de resiliência.
✓ Compreender como as psicopatologias infantis evoluem no decorrer do tempo.
✓ Conhecer a epidemiologia de serviços de saúde mental e as limitações ao acesso.

INTRODUÇÃO

A prevalência de transtornos mentais na infância e adolescência ainda é alvo de debates, havendo certa discrepância entre dados oriundos de diferentes pesquisas. Em geral, as taxas se situam na faixa de 10 a 20%.[1] Uma revisão de estudos epidemiológicos internacionais apontou mediana de 12% de crianças e adolescentes com algum transtorno mental envolvendo prejuízo funcional. Número semelhante resultou de pesquisa realizada na cidade de Taubaté (SP), em 2004, que encontrou prevalência de 12,7%. Mais recentemente, estudo realizado em quatro cidades de quatro regiões do Brasil (Sudeste, Centro-Oeste, Nordeste e Norte) detectou prevalência de 13,1% de transtornos mentais entre 6 e 16 anos. Já o estudo longitudinal realizado nas cidades de São Paulo e Porto Alegre encontrou prevalência de 19,9%.[2]

Um dos motivos das diferenças nos resultados reside no método usado para abordar o paciente e colher informações. Os estudos brasileiros realizados entre 2001 e 2009, por exemplo, identificaram taxas gerais de prevalência de 12 a 24,6% (quando utilizados instrumentos de rastreamento, como questionários e *checklists*) e de 7 a 12,7% (baseadas em entrevistas diagnósticas).[3] Além disso, sabe-se que, quando apenas os sintomas são levados em consideração, há tendência à falsa elevação da prevalência, com a inclusão de situações sem significado clínico. Quando o prejuízo e as limitações causadas pelo quadro – ou seja, seu impacto – são incluídos na avaliação diagnóstica, os números caem para uma faixa mais realista.

Parte da discrepância nos achados também está ligada à fonte da informação: a concordância entre pais, professores e os relatos dos próprios pacientes costuma ser baixa. Por exemplo, estudo realizado na Ilha da Maré (BA) em 2005 encontrou taxas de prevalência geral de 15,1% quando os informantes eram os pais, 13,1% segundo os adolescentes e 10,3% segundo os professores. Quando os dados oriundos de pais, professores e adolescentes foram combinados, encontrou-se prevalência de 7%.[4]

A combinação de fontes diferentes é defendida como estratégia fundamental para se obter dados clinicamente mais confiáveis, embora essas fontes não tenham o mesmo peso em todas as situações. O relato da criança tem maior importância nos transtornos internalizantes, especialmente nos quadros depressivos, mas é limitado na avaliação dos transtornos externalizantes, em especial na hiperatividade. Tudo isso reforça a necessidade, na clínica, de escutar variados informantes e também de se dar voz à criança ou ao adolescente.

As prevalências de cada transtorno estão relatadas nos capítulos específicos. Ao somá-las, o leitor perceberá que encontrou um número final bem maior que aqueles relatados neste capítulo. Isso se deve, ao menos em parte, ao fator comorbidade: nas crianças é muito comum identificarmos mais de uma psicopatologia ao mesmo tempo. Contudo, como advertido no capítulo sobre diagnóstico, muitas vezes essa comorbidade é um artefato da classificação, já que alguns critérios diagnósticos são comuns a mais de um transtorno.[5]

FAIXA ETÁRIA E GÊNERO

Quando divididas por faixa etária, as taxas medianas tendem a aumentar com o avanço da idade, situando-se em torno de 8% na faixa pré-escolar (1 a 5 anos), 12% em pré-adolescentes (6 a 12 anos) e 15% em adolescentes (acima de 13 anos).[5] Há diferenças na distribuição entre os gêneros. Antes da puberdade, quadros psicopatológicos são mais identificados no sexo masculino, mas, após a puberdade, o sexo feminino predomina.

Os transtornos externalizantes (hiperatividade, transtornos de conduta/oposição) e o espectro autista são mais comuns em meninos, enquanto os internalizantes (quadros ansiosos e depressivos) são mais prevalentes entre as meninas.[6] Os diferentes quadros variam também quanto a sua idade de início. Deficiência intelectual (retardo mental), autismo, hiperatividade e déficit de atenção, transtornos de vinculação, ansiedade de separação, fobias específicas e transtornos de linguagem e leitura surgem durante a infância, enquanto transtornos do humor, esquizofrenia, transtornos alimentares, abuso de substâncias e transtorno de pânico geralmente aparecem na adolescência, período no qual também são maiores as taxas de suicídio e autoagressão deliberada.[7]

FATORES DE RISCO E DE PROTEÇÃO

Os estudos brasileiros identificaram alguns fatores e populações de risco, como as condições socioeconômicas desfavoráveis (baixa renda, analfabetismo, desemprego, más condições de habitação e acesso precário à saúde e educação), as punições físicas e outros maus-tratos corporais, a exposição à discórdia no interior da família e os filhos de mulheres com problemas psiquiátricos. Estudos nacionais e internacionais têm listado, além desses, outros fatores psicossociais (como criminalidade paterna), fatores biológicos (como lesões e infecções do sistema nervoso central, desnutrição e baixo peso ao nascer), fatores ambientais (como escolas inadequadas e comunidades desorganizadas) e eventos de vida estressantes (como morte na família ou separação dos pais).[2,3]

Esses fatores interagem de modo complexo, levando a consequências de difícil previsibilidade. Ainda assim, sua presença deve ser levada em consideração pelo pediatra, embora não permita conclusões simplistas e deterministas. Tudo indica que fatores adversos duradouros e que se repetem com frequência são os que têm maior impacto na produção de psicopatologias. Da mesma forma, a existência de diversos fatores concomitantes é mais relevante que a presença de fatores de risco isolados, mesmo que intensos.

Pode ser importante, ao lado da pesquisa dos fatores de risco, investigar a presença de fatores de proteção e da resiliência.[8] Esse conceito – resiliência – tem sido proposto para responder à seguinte pergunta: por que algumas pessoas (neste caso, crianças e adolescentes), na presença das mesmas situações adversas, adoecem mentalmente, e outras não? Sabe-se que a subjetividade humana é singular e responde por essas diferenças, mas a pesquisa em resiliência tenta encontrar alguns fatores comuns que ajudem a distinguir crianças vulneráveis de crianças resistentes a fatores estressantes e outras experiências adversas. Essas diferenças podem ser organizadas em três dimensões:

1. Características pessoais: crianças de "temperamento fácil" e com habilidades intelectuais medianas ou boas.

2. Características familiares: afetividade e intimidade entre a criança e pelo menos um adulto da família e uma vida doméstica organizada.
3. Redes sociais de suporte: relações de pertencimento dos pais ou dos filhos a grupos e instituições que ofereçam sustentação social e comunitária.

A presença de um ou mais desses fatores de proteção costuma estar associada a melhor resposta da criança e do adolescente a situações de risco, incluindo adversidades crônicas. As intervenções do pediatra, especialmente as dirigidas aos pais, podem ter importância na atenuação dos fatores de risco e da promoção da resiliência infantojuvenil.

Sabe-se, contudo, que os gestores públicos têm papel ainda mais fundamental do que os clínicos, no campo das políticas de saúde e outras políticas com impacto social e econômico. Além disso, outras ações de sucesso no campo da resiliência dependem mais da própria família, podendo ser otimizadas por profissionais experientes no campo da saúde mental.

De todo modo, vale a pena ressaltar que a remoção de um fator de adversidade crônica, ao qual a criança esteve exposta por anos, não resultará em melhora rápida do comportamento ou do estado emocional, demandando o acompanhamento do pediatra ou de outros profissionais por um período mais longo.

PROGNÓSTICO E PERSISTÊNCIA

Os poucos dados sobre a persistência dos quadros psicopatológicos infantis e juvenis têm mostrado que os transtornos externalizantes (em especial os transtornos de conduta) tendem a ser mais persistentes que os transtornos emocionais ou internalizantes.[7] Transtornos de desenvolvimento, em especial aqueles do espectro do autismo e a deficiência intelectual, têm como característica a persistência de limitações iniciadas precocemente, embora a evolução varie bastante entre os indivíduos com esses quadros. Outro dado mostra que crianças com poucos sintomas, mas com marcantes dificuldades em sua vida, têm pior evolução que as crianças com quadros psicopatológicos completos, mas com poucas limitações – o que reforça o valor da avaliação do impacto em detrimento da simples descrição de sintomas.

A continuidade dos quadros infantojuvenis em direção à vida adulta pode ser homotípica, quando é o mesmo quadro ou o mesmo padrão de problemas que persiste, ou heterotípica, quando há mudanças na psicopatologia ou no tipo de problemas.[1,7] Pesquisa na Nova Zelândia mostrou que 75% das pessoas de 21 anos com algum diagnóstico psiquiátrico tinham apresentado algum problema psiquiátrico – não necessariamente do mesmo tipo – quando foram examinadas entre 11 e 18 anos. De um modo geral, até 50% dos transtornos mentais adultos tiveram seu início na adolescência.[6,7]

USO DE SERVIÇOS DE SAÚDE MENTAL

Estudos internacionais tentaram identificar a proporção da população infantojuvenil que, embora necessite, não consegue tratamento em saúde mental – os números variaram entre 17,1 e 87,1%.[1] Isso reforça a importância do pediatra na identificação, no manejo e no encaminhamento de crianças com os mais diversos quadros psicopatológicos.

No Brasil, pesquisa realizada em prontuários de 19 Centros de Atenção Psicossociais Infantojuvenis (CAPSi) do Estado de São Paulo[9] evidenciou predomínio de pacientes do sexo masculino (70%) e da faixa etária entre 10 e 14 anos (40%) naqueles serviços. Do ponto de vista diagnóstico, houve maior presença dos transtornos de comportamento (ou externalizantes) e emocionais (ou internalizantes), representando 24,7% dos casos, seguido dos transtornos do desenvolvimento psicológico (que inclui o espectro autista), com 19,8% dos casos, e da deficiência intelectual, diagnóstico de 12,5% dos usuários. Como são serviços territoriais geralmente destinados a crianças com quadros mais graves, o perfil epidemiológico dos CAPSi pode não coincidir com a prevalência de casos na comunidade. Existe a hipótese, a ser ou não confirmada, de que as fontes de encaminhamento, como as escolas ou conselhos tutelares, sejam mais sensíveis aos problemas apresentados pelos meninos do que os demonstrados pelas meninas.

✅ CONCLUSÃO

Há grande diversidade nas taxas de transtornos mentais em crianças e adolescentes, com prevalência geral variando entre 10 e 20%. A prevalência aumenta à medida que a criança cresce e há diferenças na distribuição das psicopatologias por gênero e faixa etária. Os transtornos mentais na infância podem ou não persistir na adolescência e vida adulta; quando persistem, o padrão de sintomas pode se manter ou pode haver mudanças na psicopatologia.

Fatores de risco e proteção devem ser pesquisados e devem ser alvo de estratégias de intervenção por parte de médicos, gestores públicos e da própria família, com destaque para o tema da resiliência. O acesso a serviços especializados é limitado em todo o mundo, o que reforça o papel estratégico do pediatra na identificação, manejo e encaminhamento de crianças e adolescentes com problemas e transtornos mentais.

REFERÊNCIAS BIBLIOGRÁFICAS

1. Kieling C, Graeff-Martins AS, Hamoda H, Rohde LA. Child and adolescent mental health. In: Patel V, Minas H, Cohen L, Prince MJ. Global mental health: principles and practice. Oxford: Oxford University Press, 2014. p.335-53.

2. Fatori D, Graeff-Martins AS. Epidemiologia dos transtornos mentais de crianças e adolescentes. In: Lauridsen-Ribeiro E, Lykouropoulos CB. O CAPSi e o desafio da gestão em rede. São Paulo: Hucitec, 2016. p.39-53.

3. Paula CS, Miranda CT, Bordin IAS. Saúde mental na infância e adolescência: revisão dos estudos epidemiológicos brasileiros. In: Lauridsen-Ribeiro E, Tanaka OY (orgs.). Atenção em saúde mental para crianças e adolescentes no SUS. São Paulo: Hucitec, 2010. p.75-92.

4. Bordin IAS, Paula CS. Estudos populacionais sobre saúde mental de crianças e adolescentes brasileiros. In: Mello MF, Mello AAF, Kohn R (orgs.). Epidemiologia da saúde mental no Brasil. Porto Alegre: Artmed, 2007. p.101-17.

5. Roberts RE, Atkinson CC, Rosenblatt A. Prevalence of psychopathology among children and adolescents. Am J Psychiatry 1998; 155(6):715-25.

6. Belfer ML. Child and adolescent mental disorders: the magnitude of the problem across the globe. J Child Psychol Psychiatry 2008; 49(3):226-36.

7. Goodman R, Scott S. Child and adolescent psychiatry. 3.ed. Oxford: Wiley-Blackwell, 2012.

8. Melilo A, Ojeda ENS et al. Resiliência: descobrindo as próprias fortalezas. Porto Alegre: Artmed, 2005.

9. Reis A, Delfini PS, Dombi-Barbosa C, Oliveira MF. Crianças e adolescentes em sofrimento psíquico atendidos em Centros de Atenção Psicossocial Infantojuvenis. In: Lauridsen-Ribeiro E, Tanaka OY (orgs.). Atenção em saúde mental para crianças e adolescentes no SUS. São Paulo: Hucitec, 2010. p.186-210.

6

CONSIDERAÇÕES ETIOLÓGICAS

 OBJETIVOS

✓ Apresentar os transtornos mentais como resultantes da interação complexa de múltiplos fatores (biológicos, psicológicos, socioeconômico-culturais).
✓ Introduzir os pontos de vista objetivo e subjetivo para a análise dos fenômenos mentais.
✓ Diferenciar o processo de redução, necessário para a apreensão da realidade complexa, e os reducionismos.

INTRODUÇÃO – A MULTIDETERMINAÇÃO DOS FENÔMENOS MENTAIS

O desenvolvimento mental é determinado pela interação de uma miríade de fatores complexos.[1-4] Da mesma forma, os transtornos mentais, em sua maioria, não se originam de uma causa única, mas de uma conjunção de fenômenos de diversas ordens (biológica, psicológica e socioeconômico-cultural), que interagem de maneira complexa.[5-12]

Pelo ponto de vista biológico, os genes determinam certas tendências do indivíduo, fato que se reflete no agrupamento de certos transtornos mentais em famílias e nas altas taxas de concordância de algumas categorias diagnósticas (p.ex., esquizofrenia, transtorno bipolar) em gêmeos monozigóticos. No entanto, o caminho que essas tendências seguirão depende das experiências daquele indivíduo e de suas escolhas ao longo da vida.[5-12]

As experiências – proporcionadas pelo ambiente social – moldam a biologia, mudando a conformação do cérebro por meio da reorganização das sinapses entre os neurônios, moldagem que se faz mais intensamente nos primeiros anos, mas que continua, de maneira menos intensa, ao longo de toda a vida.[4]

Os transtornos mentais são uma resultante da interação de tendências biológicas geneticamente determinadas com as experiências de vida do indivíduo, havendo a necessidade de uma abordagem por meio de múltiplas perspectivas.[5-12]

PERSPECTIVAS COMPLEMENTARES NA ABORDAGEM DOS FENÔMENOS MENTAIS

Quatro perspectivas ou pontos de vista complementares devem ser utilizados na abordagem dos fenômenos mentais. Pelo ponto de vista individual objetivo, o observador descreve o fenômeno tal como é observado (sinais psicopatológicos, aspectos biológicos objetivos, etc.). Pelo ponto de vista individual subjetivo, procura se colocar no lugar do paciente, vivenciar com ele o fenômeno, tentando compreender seu significado pela sua perspectiva. Pelo ponto de vista coletivo objetivo, observa o contexto social, descrevendo objetivamente a interação do indivíduo com o seu entorno humano. Finalmente, pelo ponto de vista coletivo subjetivo, tenta adotar a visão de um membro daquela comunidade, com seus valores e cultura específicos, procurando entender as interações entre o paciente e as pessoas de seu meio através dos olhos dos participantes.

Na clínica, portanto, não basta descrever os sinais e sintomas psicopatológicos apresentados pelo paciente – é necessário compreender sua maneira pessoal de perceber seus problemas e o mundo em que vive. Além disso, é fundamental situar o indivíduo no seu contexto familiar e social, entendendo-o pelos aspectos objetivos (condições concretas de vida) e subjetivos (valores e cultura em que o indivíduo está inserido).

Fatores de todas essas dimensões determinam a gênese e a manutenção dos transtornos mentais, devendo ser considerados no planejamento das intervenções terapêuticas.

REDUÇÃO METODOLÓGICA E REDUCIONISMO

Conta-se que na Índia havia um rei muito poderoso que, em certa ocasião, diante da estranheza que lhe provocou a visão de um elefante, solicitou aos sábios da corte que lhe dissessem que espécie de animal era aquela. Os três sábios, todos eles cegos, talvez pelo esforço de estudar velhos livros em horas intermináveis de leitura, lhe pediram que colocasse o elefante em um salão do palácio. O primeiro, segurando a perna do elefante, descreveu-o como um grande tronco de palmeira.

O segundo, que pegou a tromba, disse que o animal se parecia com uma cobra. O terceiro, palpando o rabo, tinha certeza que o elefante se assemelhava a uma pequena vassoura. E começaram uma discussão interminável, em que cada um defendia apaixonadamente seu ponto de vista, porque tinham absoluta convicção de que estavam certos, e de que os outros estavam errados.

Para realizar um diagnóstico, o médico precisa selecionar, da multiplicidade e complexidade de seu paciente, aquelas informações que constituem os sinais e sintomas de determinada doença. Por meio da anamnese, do exame físico e dos exames complementares, simplifica a realidade do paciente, em busca de uma definição diagnóstica que permita escolher a conduta terapêutica apropriada para o caso. Está em jogo uma operação de pensamento chamada redução, que consiste em selecionar de uma realidade complexa alguns elementos que permitirão tomar uma ação concreta. Todo processo de redução implica a presença de uma teoria orientadora que permitirá escolher que elementos privilegiar no contato com a realidade do paciente.[13]

No caso da Psiquiatria, múltiplas teorias biológicas, psicológicas, filosóficas, sociológicas e antropológicas são necessárias, pois a especialidade aborda um dos temas mais complexos que existem: a própria natureza humana.[5-12]

Por mais complexas que sejam as teorias utilizadas, nunca é possível abordar a realidade em si, dando conta de toda a sua complexidade. As teorias correspondem a determinados pontos de vista sobre a realidade, descrevendo apenas aspectos parciais da totalidade. Por meio das teorias, constroem-se modelos da realidade, que correspondem a mapas conceituais.

Quando um determinado indivíduo se aferra radicalmente à sua teoria, negando a existência de outros referenciais, e confunde o modelo da realidade criado a partir de determinado ponto de vista com a realidade em si, pode-se dizer que, em lugar da redução necessária ao pensamento, opera-se um reducionismo.

O reducionismo biológico, muito comum no campo da saúde mental, consiste na crença de que todo fenômeno psíquico pode ser reduzido a aspectos biológicos, negando-se a existência de outros pontos de vista (psicológico, social, etc.) ou reduzindo-os a subprodutos da dimensão biológica. É importante estar atento para suas armadilhas.

Estudos que mostram a correlação de determinado transtorno mental com alterações em um gene específico apenas indicam que há uma predisposição biológica para o problema, que pode ser encontrada em alguns pacientes (até o momento, nenhuma alteração genética ou biológica foi verificada em todos os portadores de qualquer transtorno psiquiátrico). Trabalhos que evidenciam alterações anatômicas ou funcionais no cérebro de indivíduos com determinado problema revelam os correlatos biológicos de tal problema, não suas causas.

Uma vez que qualquer padrão de comportamento deve corresponder a um determinado estado corporal, não se deve estranhar que tal estado seja registrado por meio de métodos de investigação (dosagem de neurotransmissores no líquor e no sangue, ressonância magnética funcional, etc.). Sabe-se, por exemplo, que o estresse crônico está relacionado a níveis elevados de cortisol no sangue, não se podendo daí concluir que o cortisol elevado é a causa do estresse.

Assim como no caso do preconceito biologicista, também a abordagem psicológica que ignora os aspectos biológicos e socioeconômico-culturais ou a abordagem sociológica que se recusa a considerar a biologia ou a psicologia perdem de vista a complexidade e a multiplicidade do fenômeno humano. Cada indivíduo constitui um rico universo que não pode ser inteiramente explicado por qualquer modelo teórico. Portanto, ao abordar os problemas emocionais e de comportamento, torna-se necessário manter uma visão multidimensional do paciente, de sua família e de sua comunidade, evitando-se os reducionismos.

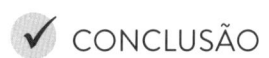 CONCLUSÃO

Os transtornos mentais são determinados por uma conjunção complexa de fenômenos de diversas ordens (biológica, psicológica e socioeconômico-cultural).

Para compreender os pacientes, são necessárias duas abordagens complementares: a objetiva e a subjetiva. Para além do diagnóstico psiquiátrico, deve-se situar o paciente no seu contexto familiar e social, entendendo-o pelos aspectos objetivos (condições concretas de vida) e subjetivos (valores e cultura em que está inserido).

Ao abordar os problemas emocionais e de comportamento, deve-se manter uma visão multidimensional do paciente, de sua família e de sua comunidade, evitando-se os reducionismos.

REFERÊNCIAS BIBLIOGRÁFICAS

1. Damon W (ed.). Child and adolescent development: an advanced course. Hoboken: John Wiley and Sons, 2008.
2. Gilmore K, Meersand P. Normal child and adolescent development: a psychodynamic primer. Washington: American Psychiatric Publishing, 2014.
3. Lewis M, Volkmar F. Clinical aspects of child and adolescent development. 3.ed. Philadelphia: Lea & Febiger, 1990.
4. Siegel D. The developing mind. 2.ed. New York: The Gilford Press, 2012.
5. Sadock BJ, Sadock V, Ruiz P. Kaplan and Sadock´s comprehensive textbook of psychiatry. 10.ed. Philadelphia: Wolters Kluwer, 2017.
6. Ajuriaguerra J. Manuel de psychiatrie de l´enfant. 2.ed. Paris: Masson, 1980.
7. Dulcan M. Dulcan´s textbook of child and adolescent psychiatry. 2.ed. Arlington: American Psychiatric Association, 2016.

8. Goodman R. Scott S. Child and adolescent psychiatry. 3.ed. London: Willey Blackwell, 2012.

9. Marcelli D. Enfance et psychopathologie. 10.ed. Issy-les-Moulineux: Elsevier-Masson, 2016.

10. Marcelli D, Braconnier A. Adolescence et psychopathologie. 7.ed. Issy-les-Moulineux: Elsevier-Masson, 2009.

11. Martin A, Volkmar F. Lewis's child and adolescent psychiatry: a comprehensive textbook. 5.ed. Philadelphia: Lippincott Williams & Wilkins, 2018.

12. Thapar A, Pine D (eds.). Rutter´s child and adolescent psychiatry. 6.ed. Oxford: Wiley & Sons, 2015.

13. Reducción. In: Ferrater Mora J. Diccionario de filosofia. Buenos Aires: Editorial Sudamericana, 1964. p.541-3.

7

A AVALIAÇÃO PSIQUIÁTRICA DA CRIANÇA E DO ADOLESCENTE

 OBJETIVOS

✓ Apresentar os principais aspectos da avaliação psiquiátrica de crianças e adolescentes.

✓ Destacar a importância da colaboração entre o pediatra e o psiquiatra da infância e da adolescência.

✓ Ressaltar que, em psiquiatria da infância e da adolescência, os sintomas devem ser explorados dentro de uma perspectiva evolutiva.

INTRODUÇÃO

Como já indicado no Capítulo 4, o diagnóstico em Psiquiatria, seja de crianças, adolescentes ou adultos, é eminentemente clínico.[1-10] Não há, até o momento, marcadores biológicos específicos para os problemas de saúde mental. As hipóteses diagnósticas são formuladas a partir da observação direta e das informações colhidas da própria criança ou do adolescente, de seus pais ou responsáveis e, quando possível, de outras pessoas do entorno do paciente (professores, parentes e outros).[1-10]

Na infância e na adolescência, é comum o surgimento de sintomas mentais transitórios, sem maior significado patológico. Os comportamentos apresentados pela criança ou pelo adolescente devem ser avaliados à luz do contexto em que ocorrem, podendo ganhar significados diferentes de acordo com os ambientes específicos de seu surgimento (em casa, na escola, etc.).[1-3]

Crianças e adolescentes têm grande capacidade de compensação e adaptação. Por vezes, um funcionamento aparentemente patológico corresponde a uma organização defensiva diante de uma realidade de vida intolerável. No entanto, mesmo considerando o aspecto reativo de certos sintomas psíquicos, a presença de sofrimento intenso torna necessária a intervenção profissional.[1-3,6]

Na Psiquiatria da infância e da adolescência, os sintomas devem ser compreendidos dentro de uma perspectiva evolutiva, evitando-se o perigo de ver os transtornos como entidades isoladas, sem relação com a vida do paciente. Não é a partir de sintomas isolados que se podem fazer prognósticos favoráveis ou desfavoráveis. Para a formulação de hipóteses diagnósticas, a programação terapêutica e o acompanhamento adequado, é necessário considerar a situação global.[1-3]

Como a maioria dos sintomas em saúde mental não é específica de determinado transtorno, estando presente em uma ampla gama de condições, é fundamental rever as hipóteses diagnósticas ao longo dos encontros com os pacientes e suas famílias.[1-3,6]

De maneira geral, os principais objetivos de uma avaliação psiquiátrica na infância e na adolescência são:[1-3,6]

1. Estabelecer a presença de um transtorno mental ou de situações de risco.
2. Determinar quais aspectos prioritários abordar e quais os sintomas-alvo.
3. Considerar as forças e vulnerabilidades da criança ou adolescente, da família e de seu meio.
4. Fazer um planejamento terapêutico avaliando os riscos e benefícios das diferentes abordagens possíveis.

CONSULTA

Diferentemente do que ocorre no caso de pacientes adultos, geralmente a iniciativa de procurar ajuda não parte da própria criança, mas de seus pais, muitas vezes por indicação de terceiros, como profissionais da educação ou da saúde.

Para obter dados significativos, deve-se ajustar o formato da consulta, a técnica da entrevista e as palavras escolhidas às condições específicas de cada paciente. O formato ideal inclui tempo suficiente para ouvir e observar a criança ou o adolescente tanto de forma individual como interagindo com a família.

Em um ambiente tranquilo e confiável, com tato e respeito, o profissional deve fazer perguntas diretas, usando termos compreensíveis. No início da avaliação, deve-se dar preferência a perguntas abertas. À medida que avança a entrevista, poderão ser abordadas questões mais específicas e temas mais difíceis.

Especialmente no caso de crianças pequenas, com menos capacidade de verbalização, os conteúdos mentais são mais facilmente revelados por meio de desenhos ou brincadeiras. A disponibilidade de brinquedos, jogos simples, massa de modelar ou material de desenho pode ser um recurso útil, especialmente quando houver a oportunidade de se estar a sós com a criança. Mesmo que alguns desenhos sejam muito significativos, revelando os conflitos e as dificuldades da criança, deve-se tomar cuidado com interpretações precipitadas. Não se recomenda a utilização de material excessivamente atraente ou de jogos complexos, pois há o risco de subordinar a consulta à atividade lúdica, impedindo a realização de seu propósito.

No atendimento de adolescentes, é fundamental estabelecer uma boa relação, evitando que o paciente veja o profissional como aliado dos pais. Pode-se começar a conversa falando de preferências musicais, jogos eletrônicos e demais interesses do paciente. Em um segundo momento, esses temas podem servir de veículo para tratar de assuntos significativos.

Ao longo das últimas décadas, tornou-se prática corrente na Psiquiatria da infância e da adolescência a utilização de escalas, *checklists* e entrevistas estruturadas e semiestruturadas, respondidas pelas crianças ou adolescentes, seus pais e outros informantes (professores, etc.).[2-9]

Esses instrumentos, surgidos como ferramentas de pesquisa, ganharam lugar na prática clínica, em parte, por causa da falta de outros exames complementares no campo da saúde mental. Esses recursos têm como objetivo coletar informações de modo sistematizado, podendo auxiliar a avaliação e o acompanhamento dos pacientes. Entretanto, se tomados de forma isolada, os dados colhidos a partir da aplicação desses questionários podem levar a simplificações e a hipóteses equivocadas, principalmente se usados em substituição à sensibilidade clínica.[2-9]

A colaboração entre o pediatra e o psiquiatra da infância é essencial, uma vez que, para compreender as dificuldades que levaram a criança a uma avaliação psiquiátrica, deve-se conhecer a trajetória evolutiva do paciente. A curva de crescimento (peso/altura/perímetro cefálico) e a avaliação da audição e da visão são ferramentas muito importantes para a detecção de problemas de desenvolvimento. No caso de crianças ou adolescentes em uso de psicofármacos, o acompanhamento pediátrico é imprescindível para o manejo de possíveis complicações secundárias ao tratamento medicamentoso, como o aumento ou a perda de peso, o surgimento de desajustes hormonais, entre outros.[2-9]

Como nas outras especialidades médicas, deve-se manter um registro para cada paciente, em que se anotam os dados relevantes ao longo da avaliação e do acompanhamento.

O Quadro 1 destaca os objetivos da consulta psiquiátrica de crianças e adolescentes. O Quadro 2 apresenta um modelo a ser adaptado por cada profissional, que compreende os aspectos essenciais de uma avaliação psiquiátrica na infância e na adolescência.

CONFIDENCIALIDADE

A relação médico-paciente pressupõe sigilo, mas existem restrições legais, especialmente porque os pacientes são menores de idade. É fundamental informar ao paciente que o médico manterá o sigilo em relação ao conteúdo da entrevista, mas que a família será avisada se surgirem situações de perigo para o paciente ou para pessoas de suas relações. O profissional deve deixar claro que revelará à família somente informações relevantes para a tomada das medidas de proteção cabíveis.

Quadro 1 Objetivos da consulta psiquiátrica de crianças e adolescentes[1-9]

1. Dedicar tempo suficiente ao paciente

2. Estabelecer uma boa aliança terapêutica tanto com a criança ou o adolescente como com seus responsáveis

3. Quando possível, procurar outras fontes de informação (que podem vir por escrito), já que muitas crianças apresentam comportamentos distintos em diferentes ambientes .

4. Sintetizar as diversas informações colhidas e estabelecer a hipótese diagnóstica. Propor medidas terapêuticas, quando indicado, e revisá-las no curso do acompanhamento

5. Programar reavaliações, pois os problemas precisam ser acompanhados evolutivamente

Quadro 2 Modelo de avaliação psiquiátrica para crianças e adolescentes[1-9]

Identificação
Nome, data de nascimento (idade), escola e ano em que estuda, com quem mora

Queixa principal
Dos pais/responsáveis
Da própria criança ou adolescente
Dos encaminhadores (escola, médicos, psicólogos, etc.)

História do problema atual
Dificuldades que o trouxeram à avaliação
Contexto em que ocorrem os problemas
Duração e frequência dos sintomas

História do desenvolvimento
Gravidez, incluindo histórico do acompanhamento pré-natal
Parto
Primeira infância
Marcos do desenvolvimento
Treinamento de esfíncteres
Sono e alimentação
Pontos fortes e vulnerabilidades da criança ou adolescente

(continua)

Quadro 2 Modelo de avaliação psiquiátrica para crianças e adolescentes[1-9] (*continuação*)

História patológica pregressa
Doenças sistêmicas
Uso de medicamentos
Alergias
Acidentes, cirurgias

História psiquiátrica
Tratamentos (uso de psicofármacos, psicoterapias)
Histórico de violência (incluindo adversidades psicossociais)
Histórico de comportamentos arriscados
Comportamento auto e heteroagressivo
Tentativas de suicídio
Comportamento sexual
Uso de substâncias (álcool, drogas)

História social
Relacionamento com os pares
Temperamento
História escolar desde a pré-escola
Atividades (lazer, esportes, uso de internet, videogames)

História familiar
Genograma
História familiar, incluindo problemas psiquiátricos e de aprendizagem
Profissão dos pais ou responsáveis
Pontos fortes e vulnerabilidades da família

Contexto cultural
Migrações
Identificações étnicas/religiosas

Exame do estado mental
Aparência e comportamento, vestimentas, arrumação, lesões, atitudes diante do examinador e com os acompanhantes (contato visual, exploração do ambiente, nível de atividade)
Capacidade de cooperar durante o exame
Fala e linguagem fluência, velocidade, volume, habilidade
Desempenho cognitivo
Atenção
Memória
Insight (capacidade de reconhecer seus problemas)
Julgamento
Funções motoras atividade, impulsividade, coordenação, tiques
Humor e afeto sintomas maníacos/humor deprimido/desinteresse/culpa
Pensamento conteúdo, coerência, velocidade
Sensopercepção ilusões ou alucinações auditivas, visuais ou em outras esferas sensoriais
Ansiedade, medos, fobias, obsessões e compulsões
Sintomas de comportamento inibição/oposição/agressividade
Avaliação de risco ideação/comportamento suicida
Planos de se ferir ou ferir outras pessoas

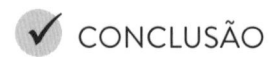 CONCLUSÃO

Há diversas abordagens possíveis em Psiquiatria de crianças e adolescentes, mas certos aspectos, como a disponibilidade de tempo, são essenciais e devem sempre ser contemplados. Os processos precisam ser entendidos de forma evolutiva, considerando que certas manifestações sintomáticas são transitórias e por vezes necessárias e adaptativas.

A entrevista psiquiátrica deve ser sempre complementada pela observação da criança ou do adolescente, tanto isoladamente como na interação com sua família. As hipóteses diagnósticas e as medidas terapêuticas que venham a ser indicadas devem ser revistas no curso do acompanhamento.

REFERÊNCIAS BIBLIOGRÁFICAS

1. Ajuriaguerra J. Manuel de psychiatrie de l´enfant. 2.ed. Paris: Masson, 1980.
2. Marcelli D. Enfance et psychopathologie. 10.ed. Issy-les-Moulineux: Elsevier-Masson, 2016.
3. Marcelli D, Braconnier A. Adolescence et psychopathologie. 7.ed. Issy-les-Moulineux: Elsevier-Masson, 2009.
4. Stubbe D. Psiquiatria da infância e adolescência. Porto Alegre: Artmed, 2008.
5. Cheng K, Myers M. Child and adolescent psychiatry: the essentials. 2.ed. Philadelphia: Wolters Kluwer/ Lippincott Williams & Wilkins, 2011.
6. Goodman R, Scott S. Child and adolescent psychiatry. 3.ed. Oxford: Wiley-Blackwell, 2012.
7. Thapar A, Pine D (eds.). Rutter´s child and adolescent psychiatry. 6.ed. Oxford: Wiley & Sons, 2015.
8. Dulcan M. Dulcan´s textbook of child and adolescent psychiatry. 2.ed. Arlington: American Psychiatric Association, 2016.
9. Martin A, Bloch MH, Volkmar F (eds.). Lewis´s child and adolescent psychiatry: a comprehensive textbook. 5.ed. Philadelphia: Wolters Kluwer/Lippincott Williams & Wilkins, 2018.
10. Black D, Andreasen N. Introductory textbook of psychiatry. Washington: American Psychiatric Publishing, 2014.

OS PRINCIPAIS TRANSTORNOS MENTAIS NA INFÂNCIA E NA ADOLESCÊNCIA

8

DEFICIÊNCIA INTELECTUAL (RETARDO MENTAL)

 OBJETIVOS

✓ Apresentar as características da deficiência intelectual (retardo mental) em seus diversos níveis.

✓ Qualificar o leitor para que não diagnostique indevidamente como deficiência intelectual variações socioculturais da inteligência e problemas específicos de aprendizado ou de linguagem.

✓ Apresentar condições orgânicas e psiquiátricas associadas à deficiência intelectual.

DEFINIÇÃO

O termo "retardo mental", que acabou por ganhar conotação pejorativa, foi substituído por deficiência intelectual (DI) no DSM-5, ou por transtornos do desenvolvimento intelectual na CID 11, mas os pilares do diagnóstico continuam sendo os mesmos: limitações nas habilidades cognitivas, associadas a problemas no funcionamento social, que ocorrem antes dos 18 anos de idade. O desenvolvimento de funções intelectuais, adaptativas e criativas se mostra interrompido ou muito lento, em comparação com o que é esperado para a faixa etária e para o meio cultural, havendo também a possibilidade de regressões a estágios anteriores, em certos casos.[1,2]

O prejuízo intelectual pode ser avaliado por testes, tendo a inteligência como conceito operativo central. Nas principais testagens, a avaliação da inteligência global é realizada a partir dos subtestes verbais, não verbais (ou de desempenho) e quantitativos. Na clínica, na ausência desses testes, as limitações no funcionamento intelectual e social devem ser aferidas por meio da entrevista com o paciente e do levantamento de seu histórico de vida e desenvolvimento. Exames complementares podem ser necessários para investigar fatores orgânicos (genéticos, neurológicos, metabólicos, etc.) associados.

É de extrema importância que as dimensões social e intelectual sejam articuladas quando se levanta a hipótese de retardo mental. Quando o diagnóstico se baseia exclusivamente na avaliação da inteligência (como a pontuação em testes de QI), há o risco de incluir incorretamente indivíduos cujo vocabulário ou compreensão de diversos temas se encontra abaixo do que seria esperado (especialmente se o avaliador usa como norma ou ideal o seu próprio nível intelectual ou os valores culturais de sua classe social), mas que não apresentam dificuldades em solucionar os problemas que o ambiente lhes coloca, tendo um desempenho adaptativo e criativo satisfatórios.

ASPECTOS CARACTERÍSTICOS

Tendo como referência a intensidade das limitações intelectuais e o quanto elas interferem na autonomia e nas aquisições sociais do indivíduo, a DI costuma ser dividida em quatro níveis:[1-3]

- DI leve: apresentando limites incertos com a inteligência subnormal e mesmo com as margens inferiores da normalidade, esse diagnóstico deve ser feito com cautela, pois muitas vezes só resulta em estigma. Em alguns casos, entretanto, pode ajudar a detectar uma vulnerabilidade maior para outros quadros psiquiátricos, além de ser útil para elaborar estratégias educativas ou de trabalho mais adequadas a essa população. Esse subgrupo abrange cerca de 85% dos casos de retardo, e nele o QI se encontra entre 50 e 69 (correspondendo a uma idade mental de 9 a 12 anos). Os pacientes usam a fala adequadamente e podem desenvolver independência em relação a autocuidado e habilidades domésticas e práticas. Têm dificuldades com tarefas abstratas mais complexas, raciocínio lógico ou matemático e podem ter problemas específicos de leitura e escrita. Na vida adulta, podem trabalhar com tarefas manuais não especializadas ou semiespecializadas, mas costumam apresentar imaturidade e dificuldades no casamento e criação de filhos;
- DI moderada: abrange cerca de 10% dos casos, nos quais o QI está entre 35 e 49 (correspondendo a uma idade mental de 6 a 9 anos). O desenvolvimento psicomotor mostra-se lento, e a aquisição escolar é limitada e mecânica. Os indivíduos realizam tarefas práticas simples sob supervisão, têm interesse social, mas raramente conquistam independência na vida adulta. Epilepsia,

problemas neurológicos e evidência de etiologia orgânica são mais comuns que nos quadros leves;

- DI grave: abrange 3 a 4% dos casos, com QI entre 20 e 34 (idade mental de 3 a 6 anos). O desenvolvimento psicomotor encontra-se muito retardado, havendo pequena capacidade comunicativa. Os indivíduos podem aprender tarefas básicas de higiene e cuidados pessoais, geralmente andam sem auxílio, porém necessitam de supervisão constante. Epilepsia, problemas neurológicos e evidência de etiologia orgânica são muito comuns;
- DI profunda: corresponde a apenas 1 a 2% dos casos, nos quais o QI está abaixo de 20 (e a idade mental, abaixo de 3 anos). Os pacientes neste nível de retardo apresentam uma pequena capacidade de entender comandos, solicitações e instruções. Comumente ficam restritos ao leito, sem fala e sem controle dos esfíncteres, precisando de supervisão permanente para sobreviver. Déficits visuais ou auditivos são frequentes; epilepsia, problemas neurológicos e evidência de etiologia orgânica estão presentes na maioria dos casos.

EPIDEMIOLOGIA

A DI é encontrada em 1 a 3% da população. As formas mais leves correspondem à grande maioria, com prevalência em torno de 2%. As formas mais graves afetam cerca de 0,4% da população.[4]

CONSIDERAÇÕES ETIOLÓGICAS

Para alguns pesquisadores, a divisão da DI em quatro subgrupos mascara a existência de duas populações distintas.[4] A primeira incluiria os casos leves, que representariam o limite inferior da distribuição normal da inteligência, sendo determinados pelos mesmos fatores múltiplos que fazem a inteligência variar entre indivíduos não retardados. Essa população é mais prevalente em grupos de baixo nível socioeconômico e o QI médio dos irmãos tende a ser mais baixo. Problemas neurológicos importantes só são evidentes em uma minoria dos casos. Por essas características, esse subgrupo costuma ser chamado de variante normal ou cultural.

Uma segunda população seria representada pelos casos moderados, graves e profundos, nos quais geralmente há clara evidência de um transtorno orgânico importante, com envolvimento do sistema nervoso central (Tabela 1).[4,5] Aqui, não há diferenças de nível socioeconômico e o QI dos irmãos (que não compartilham do mesmo problema neurológico que o paciente) encontra-se na faixa normal. Essa variável costuma ser chamada de orgânica, mas essa denominação é enganosa, pois pode levar à conclusão equivocada de que fatores orgânicos estão ausentes na produção do retardo leve, no qual genética e ambiente se misturam.

Da mesma forma, não se deve desconsiderar que, mesmo nas formas graves, os fatores ambientais não biológicos podem ser relevantes, nem tanto na determinação do quadro, mas na atenuação ou agravamento de suas limitações. Assim, o modelo das duas populações pode ser útil para o melhor entendimento da DI e suas variações, colocando mais ênfase nos problemas constitucionais ou nos ambientais, mas, na prática, o ponto de corte entre ambas é arbitrário, e costuma ser situado no QI 50. Por fim, é possível concluir que o que se chama de deficiência intelectual corresponde ao produto psicopatológico final de processos patogênicos ou fatores de risco variados.

Tabela 1 Algumas causas orgânicas de deficiência intelectual[4,5]

Pré-natais	Perinatais, neonatais e pós-natais
• Erros inatos do metabolismo (fenilcetonúria, síndrome de Hunter)	• Sofrimento fetal (hipóxia)
• Anormalidades cromossômicas (síndrome de Down, de Turner, de Klinefelter)	• Prematuridade
	• Incompatibilidade sanguínea maternofetal
• Outras condições genéticas (esclerose tuberosa, X frágil)	• Hiperbilirrubinemia
• Agentes físico-químicos (síndrome alcoólica fetal)	• Endocrinopatias (hipotireoidismo)
	• Trauma do sistema nervoso central
• Doença materna (pré-eclâmpsia, diabetes, tireoidopatias)	• Toxinas (chumbo)
• Agentes infecciosos (rubéola, citomegalovírus)	• Infecções (meningites)
• Síndromes multifatoriais (paralisia cerebral)	

DIAGNÓSTICO DIFERENCIAL E COMORBIDADES

Muitas vezes, especialmente nos casos leves, a DI só fica clara à medida que a criança cresce e as dificuldades adaptativas ou escolares ficam mais pronunciadas. Assim, o diagnóstico definitivo e o diagnóstico diferencial podem exigir acompanhamento, pelo pediatra e pelos demais profissionais envolvidos, de meses ou de anos.

O diagnóstico de DI não deve ser feito quando a criança apresenta somente dificuldades escolares específicas (na leitura, na escrita, na matemática) ou apenas problemas específicos de linguagem (na articulação ou expressão da fala ou, ainda, na compreensão da linguagem).

Embora quadros autistas possam vir associados a graus variados de deficiência intelectual, as crianças com retardo mental, na maioria dos casos, não apresentarão a gama de limitações nas interações sociais, na comunicação e nas brincadeiras que um autista demonstra.

PROBLEMAS PSIQUIÁTRICOS ASSOCIADOS

Para o pediatra, a importância de conhecer a DI liga-se não apenas aos problemas cognitivos e adaptativos associados a essa condição, mas também por ela ser fator de risco para que a criança apresente outros sintomas ou transtornos psiquiátricos.

Os problemas psiquiátricos encontrados em pessoas com DI são os mesmos da população em geral, sendo, porém, 2 a 3 vezes mais frequentes naquele grupo. Sintomas ou transtornos psiquiátricos estão presentes em cerca de 1/3 dos casos leves e moderados e em até metade dos casos graves e profundos. Sua distribuição varia de acordo com a gravidade do quadro, ou seja, encontram-se distúrbios mais graves quanto mais grave for o retardo. Nem sempre serão encontrados os transtornos mentais "completos", sendo mais comum a presença de sintomas ou síndromes parciais.

Nos quadros de DI leve e moderada é mais comum haver sintomas ansiosos, alterações de conduta e humor (irritabilidade, episódios de agressividade, retraimento excessivo) e hiperatividade.

Na DI grave e profunda pode-se encontrar, além dos mesmos sintomas vistos nas deficiências leves e moderadas, características autistas (p.ex., estereotipias motoras), inquietude grave, autoagressões ou automutilações, distúrbios do sono, autonegligência, pica (impulsos de comer substâncias não orgânicas, como areia), mericismo (ruminação alimentar), enurese, encoprese (podendo haver manipulação das fezes) e masturbação excessiva.

Quanto à presença de transtornos "completos", os transtornos de ansiedade (fobias simples e sociais, transtorno de ansiedade generalizada, transtorno de estresse pós-traumático e transtorno do pânico) são bastante comuns, atingindo cerca de 1/4 das pessoas com DI leve. Transtornos psicóticos, incluindo a esquizofrenia, são ligeiramente mais comuns que na população em geral; os transtornos de humor não costumam ser mais frequentes que nos indivíduos não retardados. Abuso de substâncias atinge uma faixa variada, entre 2 e 20%, especialmente nos casos mais leves. Indivíduos com síndrome de Down têm um risco aumentado de desenvolver demência de Alzheimer de instalação precoce. Por fim, é importante ressaltar a alta associação com a epilepsia, que pode atingir de 8,8 a 32% dessa população.[4,5]

CURSO E PROGNÓSTICO

A evolução de uma criança com DI depende de fatores variados: a gravidade do quadro, as condições médicas e psiquiátricas associadas, as limitações na sensopercepção e na motricidade, os cuidados e tratamentos oferecidos e as características do núcleo familiar.

Os quadros mais leves têm melhor evolução, desenvolvendo maior autonomia, especialmente quando há boa oferta de apoio acadêmico e laboral e na presença de estabilidade na esfera familiar.

Nos casos moderados, a autonomia alcançada é mais limitada, podendo-se chegar a uma vida semi-independente, geralmente requerendo algum nível de supervisão por terceiros. Nos casos graves e profundos, é necessário acompanhamento constante por toda a vida, e alguns indivíduos conseguem alcançar pequena independência no campo dos autocuidados.[4,5]

TRATAMENTO

O manejo de uma criança ou adolescente com DI precisa ser altamente individualizado e baseia-se em uma ampla avaliação de suas habilidades e deficiências. Dessa forma, os casos mais leves podem exigir apenas a oferta do apoio educacional (e laborativo, no futuro) adequado para que a pessoa desenvolva seus potenciais ao máximo. Os casos mais graves necessitam da mobilização de um número maior de recursos, envolvendo diversas áreas (educação, saúde, reabilitação e assistência social).

O uso de psicofármacos só é indicado para tratar alguns dos sintomas ou quadros psiquiátricos associados, especialmente comportamentos hétero ou autoagressivos, agitação extrema e dificuldades no sono. Deve-se procurar usá-los pelo menor tempo possível.

De um modo geral, os recursos terapêuticos utilizados no campo da saúde mental envolvem psicoterapia (que geralmente implica uma postura mais ativa do terapeuta), treinamento comportamental (visando a construir habilidades de autonomia e autocuidados e desconstruir condutas autoagressivas e estereotipadas) e suporte familiar, além de tratamentos em diversas especialidades (fonoaudiologia, terapia ocupacional, psicomotricidade, psicopedagogia).[5,6] Mais do que em qualquer outra patologia, é fundamental uma boa integração entre os profissionais que assistem a criança.

✔ CONCLUSÃO

O diagnóstico de DI (retardo mental), na ausência de testes, baseia-se na investigação de limitações cognitivas significativas, com problemas no funcionamento social da criança ou adolescente. De acordo com o impacto na autonomia ou funcionamento adaptativo, a DI pode ser classificada em leve, moderada, grave ou profunda.

Crianças e adolescentes com DI representam população de risco para diversos sintomas e quadros psiquiátricos. O cuidado dirigido a esses pacientes sempre envolverá a mobilização de recursos multidisciplinares, para além do campo médico.

REFERÊNCIAS BIBLIOGRÁFICAS

1. American Psychiatric Organization. Manual diagnóstico e estatístico de transtornos mentais: DSM-5. Porto Alegre: Artmed, 2014.
2. World Health Organization (WHO). ICD 11. International Classification of Diseases 11th revision. Disponível em: https://icd.who.int/. Acessado em: 09 nov. 2018.
3. Organização Mundial de Saúde (OMS). Classificação de transtornos mentais e de comportamento da CID-10: descrições clínicas e diretrizes diagnósticas. Porto Alegre: Artes Médicas, 1993.
4. Goodman R, Scott S. Child and adolescent psychiatry. 3.ed. Oxford: Wiley-Blackwell, 2012.
5. Simonoff E. Intellectual disability. In: Thapar A et al. (eds). Rutter's child and adolescent psychiatry. 6.ed. Oxford: Wiley-Blackwell, 2015. p.719-37.
6. American Association of Mental Retardation. Retardo mental: definição, classificação e sistemas de apoio. 10.ed. Porto Alegre: Artmed, 2006.

9

TRANSTORNOS DE APRENDIZAGEM E DO DESENVOLVIMENTO DA LINGUAGEM

OBJETIVOS

✓ Apresentar os aspectos característicos dos transtornos de aprendizagem como a dislexia, a discalculia e a disortografia/disgrafia.
✓ Apresentar os aspectos característicos dos transtornos de desenvolvimento de linguagem.
✓ Destacar a importância do reconhecimento desses transtornos de forma precoce para minimizar o risco de problemas no desenvolvimento cognitivo e na autoestima.
✓ Apresentar as abordagens diagnósticas e terapêuticas para os transtornos de aprendizagem e de linguagem.

INTRODUÇÃO

É comum que crianças com alterações do desenvolvimento da linguagem e da comunicação tenham problemas de leitura e de escrita, podendo apresentar, concomitantemente, transtornos de aprendizagem. Além disso, os transtornos de aprendizagem e de linguagem são fatores de risco para o surgimento de problemas psiquiátricos, sendo bastante comuns as comorbidades. Assim, a detecção desses transtornos e a intervenção precoce podem minimizar futuras consequências, já que a presença continuada de perturbações nessas esferas é um fator de vulnerabilidade.[1-17]

As intervenções precoces são, nos dois casos, essenciais para uma evolução mais favorável e, de forma geral, precisam ser multidisciplinares, com a participação de fonoaudiólogos e psicopedagogos, e adaptações no ambiente escolar. A avaliação e o acompanhamento por parte de profissionais de saúde mental são importantes para o diagnóstico diferencial, a identificação de comorbidades e o tratamento.[1-4]

TRANSTORNOS DE APRENDIZAGEM

Definição

Pode-se considerar que uma criança é portadora de transtorno de aprendizagem quando apresenta dificuldades específicas na aquisição de certas habilidades acadêmicas, que estão abaixo do esperado para sua idade cronológica, para sua capacidade cognitiva global e para as oportunidades de aprendizagem que lhe são oferecidas. Para que se diagnostique um transtorno de aprendizagem, é preciso verificar que o problema não é causado por deficiência intelectual (retardo mental).[1,6-8,12-17]

O processo de aprendizagem da leitura e da escrita se constrói de forma dinâmica, pela conversão de sinais gráficos em representações fonológicas. Para que a criança aprenda tarefas linguísticas formais, é preciso que ela desenvolva uma consciência explícita das estruturas linguísticas, para que assim possa manipulá-las intencionalmente. Estão envolvidos múltiplos componentes, associados entre si, como a capacidade de atenção, a memória, o armazenamento e a associação de ideias, a organização do pensamento, a integração da informação, e a motivação, entre outros.[1,6-8,12-17]

De modo geral, a identificação de transtornos específicos de aprendizagem ocorre depois da entrada da criança na escola, à medida que começa a apresentar dificuldades na aquisição de competências em comparação com seus colegas do mesmo ano escolar.[1,6-8,12-17]

Aspectos característicos

As dificuldades na leitura e na escrita determinam um comprometimento significativo e muitas vezes persistente no desempenho escolar. Frequentemente, as crianças apresentam problemas de comportamento e, em menor medida, sintomas de ansiedade e depressão.[1,6-8,12-17]

Desde o início de sua vida escolar, essas crianças costumam apresentar um ritmo de trabalho lento, desmotivação e receio de fracasso, e podem ser objeto de críticas e menosprezo por parte dos colegas de turma, professores, pais e parentes. Com muita frequência são desvalorizadas, consideradas preguiçosas ou estúpidas, e isso tende a agravar sua frustração pelos repetidos fracassos nos resultados acadêmicos.[1,6-8,12-17]

A forma mais conhecida e estudada de transtorno de aprendizagem é a dislexia, ou transtorno específico de leitura, caracterizada por dificuldades na fluência e na compreensão da leitura, na soletração e na escrita. Com frequência, o diagnóstico só é feito após vários anos de escolaridade, provavelmente porque deficiências em um domínio específico só se tornam evidentes com o passar do tempo e após terem fracassado diversas tentativas de ensino de leitura.[1,6-8,12-17]

Na disortografia e na disgrafia, ocorrem erros graves ou bizarros de ortografia, com aglutinações, omissões, acréscimos ou inversões de letras ou sílabas. Algumas crianças apresentam importantes dificuldades espaciais, que se refletem em letra mal grafada e, por vezes, ininteligível, em razão da quantidade de erros e borrões.[1,6-8,12-17]

Quando o transtorno de aprendizagem é restrito à compreensão e à memorização de conceitos matemáticos, trata-se de discalculia. Nesses casos, está afetada a aprendizagem de habilidades como a sequenciação de números, a compreensão de unidades de medida, regras ou fórmulas, e a resolução de operações matemáticas simples.[1,6-8,12-17]

Não existem sinais físicos nem exames de imagem ou laboratoriais úteis. O diagnóstico é clínico, baseando-se em avaliação clínica e em dados obtidos em testes de desempenho específicos.[1,6-8,12-17]

Epidemiologia

A prevalência dos transtornos de aprendizagem oscila entre 3 e 10% da população em idade escolar, com incidência 3 vezes maior em meninos que em meninas.[1,6-8,12-17]

As definições e critérios diagnósticos variam de acordo com o sistema classificatório utilizado. Antes de se chegar ao diagnóstico, é necessário considerar se a criança está adaptada à escola, se está motivada a aprender e se o ensino oferecido é adequado.[1,6-8,12-17]

Considerações etiológicas

Os transtornos de aprendizagem são bastante heterogêneos, o que permite pensar que sua etiologia e patogênese também o sejam. Na grande maioria dos casos, trata-se de um transtorno do desenvolvimento, com provável influência de fatores genéticos. Embora existam registros significativos de antecedentes familiares, ainda não há dados conclusivos sobre o tipo de herança genética. É necessário levar em consideração o papel de fatores maturacionais, cognitivos, emocionais e ambientais. Situações ambientais adversas como pobreza e falta de oportunidades de aprendizagem afetam os padrões de funcionamento e de desenvolvimento da criança, piorando o prognóstico.[1,6-8,12-17]

Diagnóstico diferencial

Há uma grande variedade de transtornos psiquiátricos que cursam com dificuldades de aprendizagem. É necessário determinar se as dificuldades de aprendizagem são secundárias a outros transtornos mais abrangentes, como transtornos do espectro autista ou deficiência intelectual.[1,6-8,12-17]

Frequentemente, crianças com transtorno do déficit de atenção e hiperatividade (TDAH) apresentam dificuldades escolares decorrentes dos problemas de atenção, percepção e reprodução.

As comorbidades são comuns (principalmente com TDAH e transtornos de linguagem), comprometendo ainda mais o desempenho escolar.[1,6-8,12-17]

Curso e prognóstico

Com intervenções adequadas, especialmente quando iniciadas precocemente, há grandes possibilidades de desenvolvimento das capacidades comprometidas. Comumente, algumas dificuldades permanecem de forma suave.[1,6-8,12-17]

Por ocasião do diagnóstico, muitas crianças apresentam baixa autoestima, por terem sido expostas a situações de constrangimento, ameaças e castigos por causa do mau desempenho escolar.[1,6-8,12-17]

Tratamento

Não existe tratamento medicamentoso para os transtornos de aprendizagem. A intervenção do psiquiatra permite a detecção precoce, a indicação de tratamento e as intervenções junto à criança e à família. O tratamento deve ser iniciado o quanto antes, baseando-se fundamentalmente em intervenções psicoterápicas, fonoaudiológicas e psicopedagógicas.[1,6-8,12-17]

Intervenções no ambiente doméstico e escolar visam a reduzir o impacto negativo em termos educacionais, sociais e emocionais. É essencial informar a criança, seus pais e equipe escolar que as dificuldades não são decorrentes de preguiça, falta de esforço ou baixa capacidade intelectual. Trata-se de crianças e adolescentes que precisam e têm direito a um ambiente adequado para a aprendizagem, com adaptações às suas necessidades.[1,6-8,12-17]

Com os avanços do paradigma da educação inclusiva, o sistema educacional passou a ser caracterizado por uma população heterogênea. Cada vez mais, torna-se necessário que as escolas disponham de um conjunto de recursos (espaço físico, professores especializados e outros técnicos) que permitam atender as necessidades específicas de apoio adequado a essas crianças, promovendo a criação de contextos educacionais e pedagógicos individualizados, que estimulem o desenvolvimento pessoal e social, a aprendizagem, o sucesso escolar e o futuro sucesso profissional.[5]

TRANSTORNOS DO DESENVOLVIMENTO DA LINGUAGEM

Definição

A linguagem é uma importante ferramenta para o pensamento e para a solução de problemas. É muito mais do que o conhecimento de palavras. Tem um papel essencial na interação entre as pessoas e na formação de vínculos.

A linguagem compreende os aspectos de articulação, prosódia, sintaxe, semântica e pragmática (Tabela 1). Dificuldades no desenvolvimento da linguagem podem resultar em atrasos no desenvolvimento cognitivo, isolamento, dificuldades escolares e possíveis transtornos emocionais e comportamentais.[2-4,12]

A linguagem oral pode ser dividida em três níveis. O primeiro é o fonético/fonológico, que diz respeito aos sons da língua e à produção motora/articulatória. A consciência fonológica é a capacidade de refletir e manipular os sons que compõem as palavras, permitindo a aquisição das correspondências letra-som.[2-4,12]

O segundo nível, chamado morfossintático, diz respeito à capacidade de organizar e estruturar as frases e utilizar adequadamente as concordâncias de gênero e de número.[2-4,12]

O terceiro nível da linguagem, denominado semântico-pragmático, se refere ao vocabulário e ao uso contextual da linguagem.[2-4,12]

O desenvolvimento da linguagem nos níveis sintático e semântico está dividido em habilidades de recepção (compreensão) e habilidades de produção (expressão).[2-4,12]

Tabela 1 Aspectos da linguagem

Articulação	Produção de sons do discurso falado
Prosódia	Expressão e compreensão dos aspectos da linguagem mediados pela inflexão e pelo tom da voz
Sintaxe	Produção e compreensão de frases gramaticalmente corretas
Semântica	Habilidade de codificar e decodificar os significados das palavras
Pragmática	Habilidade de usar e decifrar a linguagem de forma adequada a um determinado contexto social interpessoal ou cultural, permitindo captar significados implícitos

Fonte: adaptada de Goodman R, Scott S, 2012.[12]

Aspectos característicos

Os transtornos de linguagem, conhecidos também como transtornos do desenvolvimento da fala ou da linguagem (CID) ou transtornos de comunicação (DSM-5), podem ser divididos em transtornos da linguagem expressiva e da linguagem receptiva.[2-4,6-8,10-17]

Nos transtornos da linguagem expressiva, a capacidade de expressão verbal não corresponde ao nível de desenvolvimento. Pode haver problemas de articulação, sintaxe, substituição ou omissão de fonemas ou do ritmo da fala. Em outros casos, há atraso significativo no desenvolvimento das estruturas sintáticas.[2-4,6-8,10-17]

Nos transtornos da linguagem receptiva, a criança tem um atraso da compreensão das palavras. O transtorno é mais raro e costuma envolver também problemas de expressão e articulação.[2-4,6-8,10-17]

Outra forma de classificação dos transtornos do desenvolvimento da linguagem divide-os em transtornos fonológico-sintáticos e transtornos semântico-pragmáticos.[2-4,6-8,10-17]

Os transtornos fonológico-sintáticos, também denominados dislalias, se caracterizam por perturbações na forma da expressão oral, sem comprometimento do conteúdo. A gravidade do distúrbio varia de pouco ou nenhum efeito sobre a inteligibilidade da fala até uma fala completamente ininteligível, embora, mesmo nesses casos, as pessoas da família compreendam o que a criança quer expressar.[2-4,6-8,10-17]

Normalmente, até os 6 anos de idade, a maioria dos sons da fala já está adquirida. A dislalia ocorre quando essa aquisição está atrasada ou desviada, levando a má articulação, omissões, distorções ou substituições dos sons da fala, e inconsistência na ocorrência de sons (isto é, a criança pode produzir fonemas corretamente em algumas posições nas palavras, mas não em outras).[2-4,6-8,10-17]

A segunda categoria, de transtornos semântico-pragmáticos, caracteriza-se pela presença de dificuldades de conteúdo. A criança articula e produz a fala de forma correta, mas compreende o conteúdo dos discursos de forma literal, e tem clara dificuldade de utilizar o contexto para se fazer compreender. Apresenta também problemas para organizar a sequência de um relato de modo compreensível para seu interlocutor. Seu discurso é repetitivo e abusa de monólogos. São frequentes os problemas de prosódia – com tom de voz monótono ou inflexão incomum.[2-4,6-8,10-17]

Além dos transtornos de fala e linguagem propriamente ditos, os transtornos mais relevantes relacionados à linguagem são a disfemia e as afasias.

Disfemia

Na disfemia ocorrem alterações da fluidez da fala, sendo comuns as repetições de sons ou sílabas, os bloqueios e a fragmentação de palavras. O ritmo da fala é interrompido de maneira mais ou menos brusca. O tipo mais comum de disfemia é a gagueira, também chamada de tartamudez. Frequentemente, pessoas com disfemia apresentam movimentos corporais, como balançar os braços e as mãos, piscar os olhos ou tremor labial, na tentativa de superar o bloqueio da fala. A frequência e a intensidade da gagueira estão associadas ao estado emocional da criança.[2-4,6-8,10-17]

Crianças pequenas, com idade entre 2 e 5 anos, podem apresentar gagueira "fisiológica", caracterizada por repetição de palavras e fala vacilante, mas esse tipo de disfluência tende a cessar sem necessidade de tratamento específico.[2-4,6-8,10-17]

Afasia

Afasia é a perda parcial ou total da capacidade de compreensão da palavra falada, de leitura e de escrita, em consequência de lesões cerebrais traumáticas, infecciosas ou tumorais, ocorridas durante o processo de aquisição da linguagem ou posteriormente. Existem diferentes tipos de afasias, que se apresentam em graus variáveis. Dada a importância de um diagnóstico diferencial precoce, apesar de tratar-se de uma síndrome rara, deve-se conhecer a síndrome de Landau--Kleffner, ou afasia epiléptica. O início ocorre entre 3 e 9 anos de idade, e mais da metade das crianças apresenta crises convulsivas. Como as perdas são graduais, começando pela linguagem receptiva, inicialmente suspeita-se de surdez. À medida que a doença avança, começa a ser notada a perda da linguagem expressiva, acompanhada de alterações eletroencefalográficas.[2-4,6-8,10-17]

Epidemiologia

A prevalência dos transtornos específicos de linguagem é muito variável, o que reflete as diferenças nos critérios diagnósticos e na definição dos quadros. A prevalência pode variar entre 15 e 25%. Transtornos graves em crianças com níveis normais de inteligência são raros (menos de 0,1%).[2-4,6-8,10-17]

A incidência é semelhante em meninos e meninas e o diagnóstico em crianças em idade pré-escolar ainda é pouco comum. Estudos que se baseiam primariamente em dados obtidos dos pais ou professores resultam em taxas inferiores daqueles cujos dados se baseiam nas respostas das próprias crianças e adolescentes.[2-4,6-8,10-17]

Grande parte das crianças apresenta problemas leves de articulação que se resolvem, em muitas situações, sem tratamento específico. Por vezes são acompanhados de alterações no padrão respiratório e nos padrões oromotores de mastigação e deglutição.[2-4,6-8,10-17]

Considerações etiológicas

Fatores ambientais, educacionais e emocionais desempenham papéis variados nos transtornos do desenvolvimento da linguagem, mas há indícios cada vez mais consistentes da influência de fatores genéticos.[2-4,6-8,10-17]

Problemas de articulação frequentemente estão associados a alterações na respiração e a desequilíbrio oromiofuncional de diversas causas, como as provocadas por hábitos orais inadequados (uso prolongado da chupeta e mamadeira, onicofagia e sucção de dedos), assim como a inadequação da mastigação e da deglutição. Esses hábitos podem causar prejuízos anatômicos e funcionais no sistema orofacial da criança, alterando os movimentos adequados e necessários para a produção correta dos fonemas. Nas disartrias, as alterações articulatórias são ocasionadas por danos cerebrais.[2-4,6-8,10-17]

Diagnóstico diferencial

O principal diagnóstico diferencial dos transtornos do desenvolvimento da linguagem é o de dificuldade na discriminação auditiva. É imprescindível que o problema seja investigado, para iniciar o tratamento o mais precocemente possível.[2-4,10-17]

Crianças com transtornos de linguagem muitas vezes têm transtornos psiquiátricos comórbidos, em especial transtornos de aprendizagem, TDAH e transtornos de ansiedade. Quando o transtorno de linguagem está associado a dificuldades cognitivas, deve ser considerado o diagnóstico de deficiência intelectual (retardo mental). Crianças com mutismo seletivo não apresentam atraso no desenvolvimento da linguagem e falam em determinados ambientes ou com certas pessoas de sua família.[2-4,6-8,10-17]

Com o alargamento dos critérios de classificação dos transtornos invasivos do desenvolvimento (CID 10), ou transtornos do espectro autista (CID 11 e DSM-5), fica mais clara certa superposição entre estes e os transtornos semântico-pragmáticos.[8]

As dificuldades de compreensão de leitura podem estar relacionadas a outros transtornos, como o TDAH. Nesse caso, as dificuldades de compreensão são secundárias às alterações no processo atencional.[2-4,6-8,10-17]

Curso e prognóstico

O curso e o prognóstico dos transtornos de linguagem são muito variáveis e sofrem a influência dos transtornos comórbidos. Cerca de 50% das crianças com transtornos leves não necessitam de tratamento específico.[2-4,6-8,10-17]

Alguns casos podem ter curso crônico e sua evolução é muito mais favorável quando a criança tem a oportunidade de ser incluída em programas de intervenção precoce bem planejados, com o engajamento da escola, do paciente e da família no tratamento.[2-4,6-8,10-17]

Tratamento

O tratamento dos transtornos de linguagem é clínico e multidisciplinar, privilegiando as intervenções fonoaudiológicas, que devem ser iniciadas o mais precocemente possível. Os melhores resultados são observados em transtornos fonológicos de expressão. O enfoque do tratamento deve ser ajustado de acordo com as dificuldades de cada criança.[2-4,6-8,10-17]

Muitas crianças podem necessitar de tratamento psicoterápico, em função de suas dificuldades emocionais e de interação social. Não há indicação de tratamento farmacológico, mas pode haver necessidade do uso de medicação no tratamento das comorbidades, como os transtornos de ansiedade e o TDAH.[2-4,6-8,10-17]

As abordagens terapêuticas para as disfemias têm por objetivos a melhor adaptação social e emocional, o enfrentamento de situações de exposição verbal, a diminuição da ansiedade e o aumento da autoestima.[2-4,6-8,10-17]

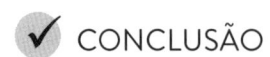 ## CONCLUSÃO

Os transtornos de aprendizagem se caracterizam por um desempenho escolar abaixo do esperado, em comparação com a capacidade intelectual e escolaridade da criança, diante de condições adequadas para a aprendizagem. Muitas crianças portadoras de transtornos de aprendizagem apresentam transtorno de linguagem, em particular de compreensão da leitura. Intervenções adequadas, especialmente quando iniciadas precocemente, promovem o desenvolvimento das capacidades comprometidas.

Os transtornos de linguagem são muito frequentes na infância, caracterizando-se por capacidades de comunicação abaixo do esperado para a idade e para a fase do desenvolvimento. Os transtornos mais comuns são as dislalias, que envolvem somente problemas de forma da expressão oral, sem comprometimento do conteúdo.

A gênese dos transtornos de linguagem e de aprendizagem é multifatorial, envolvendo predisposição genética, problemas emocionais e fatores ambientais.

Crianças com distúrbios de linguagem e transtornos de aprendizagem necessitam de planos de estudo individualizados e modificações do ambiente escolar, com metas de curto e médio prazos, auxiliando a promover experiências de aprendizagem positivas e a aquisição de autonomia.

REFERÊNCIAS BIBLIOGRÁFICAS

1. Tannock R. Specific learning disorder. In: Sadock BJ, Sadock V, Ruiz P. Kaplan and Sadock's comprehensive textbook of psychiatry. 10.ed. Philadelphia: Wolters Kluwer, 2017. p.3520-35.

2. Sadock BJ, Sadock V, Ruiz P (eds.). Communication disorders. In: Sadock BJ, Sadock V, Ruiz P. Kaplan and Sadock´s comprehensive textbook of psychiatry. 10.ed. Philadelphia: Wolters Kluwer, 2017. p.3545-70.
3. Ardouin J, Bustos C, Gayó R, Jarpa M. Transtornos del lenguage en la infancia, 2000. Disponível em: http://www.udec.cl/~ivalfaro/apsique/des/traslen.html. Acessado em: 16 nov. 2018.
4. Schirmer CR, Fontoura DR, Nunes ML. Distúrbios da aquisição da linguagem e da aprendizagem. Jornal de Pediatria (Rio de Janeiro) 2004;80(2o Supl.):S95-S103.
5. Política Nacional de Educação Especial na Perspectiva da Educação Inclusiva. Disponível em: http://portal.mec.gov.br/arquivos/pdf/politicaeducespecial.pdf. Acessado em: 16 nov. 2018.
6. Black D, Andreasen N. Introductory textbook of psychiatry. Washington: American Psychiatric Publishing, 2014.
7. Hales R, Yudofsky S. The American Psychiatric Publishing Textbook of Psychiatry. 6.ed. Washington: American Psychiatric Publishing, 2014.
8. American Psychiatric Association. Diagnostic and statistical manual of mental disorders. 5.ed. Washington: American Psychiatric Association, 2013.
9. World Health Organization. International Classification of Diseases (ICD-11). Geneva: WHO, 2018. Disponível em: www.who.int/classifications/icd/en/. Acessado em: 14 nov. 2018.
10. Marcelli D. Enfance et psychopathologie. 10.ed. Issy-les-Moulineux: Elsevier-Masson, 2016.
11. Marcelli D, Braconnier A. Adolescence et psychopathologie. 7.ed. Issy-les-Moulineux: Elsevier-Masson, 2009.
12. Goodman R, Scott S. Child and adolescent psychiatry. 3.ed. Oxford: Wiley-Blackwell, 2012.
13. Ajuriaguerra J. Manuel de psychiatrie de l´enfant. 2.ed. Paris: Masson, 1980.
14. Dulcan M. Dulcan´s Textbook of child and adolescent psychiatry. 2.ed. Arlington: American Psychiatric Association, 2016.
15. Cheng K, Myers M. Child and adolescent psychiatry: the essentials. 2.ed. Philadelphia: Wolters Kluwer/Lippincott Williams & Wilkins, 2011.
16. Martin A, Bloch MH, Volkmar F (eds.). Lewis´s child and adolescent psychiatry: a comprehensive textbook. 5.ed. Philadelphia: Wolters Kluwer/Lippincott Williams & Wilkins, 2018.
17. Thapar A, Pine D (eds.). Rutter´s child and adolescent psychiatry. 6.ed. Oxford: Wiley & Sons, 2015.

10

TRANSTORNOS DO ESPECTRO AUTISTA

 OBJETIVOS

✓ Permitir ao pediatra a detecção precoce dos sinais de risco para o autismo.
✓ Apresentar a noção de espectro autista, que vem unificando as diversas subcategorias de autismo.
✓ Apresentar as diversas modalidades de intervenção terapêutica utilizadas com crianças e adolescentes com autismo.

DEFINIÇÃO

Os transtornos do espectro do autismo se instalam nos primeiros anos de vida, afetando o desenvolvimento da criança nos campos da interação interpessoal, da comunicação e do repertório de interesses, atividades e brincadeiras. A noção de espectro implica entender as variadas manifestações do autismo em um *continuum* do mais leve ao mais grave, colocando menor ênfase na distinção entre os subtipos de autismo.

ASPECTOS CARACTERÍSTICOS

Na 5ª edição do Manual Diagnóstico e Estatístico de Transtornos Mentais da Associação Psiquiátrica Americana (DSM-5) e na 11ª revisão da Classificação Internacional de Doenças (CID 11), as diversas categorias de autismo foram substituídas pela noção dimensional de transtornos do espectro do autismo, que contempla três níveis de gravidade, de acordo com a quantidade de apoio que o paciente necessita. Além disso, nessas classificações, os prejuízos na interação social e na comunicação foram unificados e as alterações sensoriais dos autistas ganharam destaque.[1,2]

Sem prejuízo da abordagem do autismo como espectro, serão apresentadas a seguir as três formas mais comuns do quadro, que, na CID-10, estão incluídas no grupo dos transtornos invasivos do desenvolvimento: autismo, síndrome de Asperger e transtorno desintegrativo.[3-5]

Autismo infantil ou transtorno autista

O autismo é mais prevalente em meninos e sempre se instala precocemente, antes de 3 anos de idade, implicando problemas persistentes nas seguintes áreas:

- Interação social recíproca: a criança pode evitar contato visual ou não procurar ativamente o olhar do outro, recusar contato físico, demonstrar pouca ou nenhuma iniciativa para se aproximar de outras pessoas e compartilhar com elas os seus interesses, manter-se isolada em situações sociais, não atender quando chamada pelo nome. Muitas vezes, a aproximação é "instrumental", pois a criança utiliza uma parte do corpo da outra pessoa (a mão e o braço, geralmente) para conseguir um objeto ou ser levada ao lugar que deseja. Ao contrário do estereótipo de ser criança que não estabelece nenhuma relação, o autista pode apresentar vínculo específico e intenso com uma pessoa (um dos pais, uma babá ou um irmão, por exemplo), tendo dificuldades para se afastar dela;
- Comunicação verbal e não verbal: a linguagem verbal, as expressões faciais e os gestos visando à comunicação, assim como as habilidades de imitação, estão ausentes, seriamente prejudicados ou são inadequados e idiossincráticos. O surgimento da fala pode atrasar e grande parte das crianças não chega a desenvolver fala funcional, pronunciando ou balbuciando algumas poucas palavras. Aquelas que falam costumam não usar a primeira pessoa ('eu'), referindo-se a si na terceira pessoa, e a entonação e o ritmo podem ser estranhos ou monótonos. A ecolalia é comum, assim como a repetição estereotipada de frases fora do contexto, como diálogos de desenhos animados ou comerciais de TV. Pode haver dificuldades para entender o duplo sentido, o humor ou a ironia, mas, nos autistas mais graves, a simples compreensão de ordens ou solicitações é bastante limitada;
- Repertório de interesses e atividades, que são restritos, repetitivos e estereotipados: os jogos de faz de conta e as brincadeiras de imitação estão geralmente ausentes, e o foco de interesse da criança pode estar exageradamente ligado a um objeto ou atividade específica. Há uma preocupação com a manutenção de rotinas, rituais e ordenação de brinquedos ou outros objetos, surgindo

angústia se algo se modifica. Pode haver vocalizações e movimentos corporais repetitivos (p.ex., balançar o tronco ou a cabeça, girar o corpo, agitar as mãos ou bater palmas, andar na ponta dos pés). Os movimentos de alguns objetos, especialmente os que são contínuos e previsíveis, como o girar de um ventilador e das rodas de um carrinho ou o fluxo de água de uma torneira, exercem uma grande atração sobre essas crianças, que podem passar longos períodos absorvidas em sua observação.

Outro fenômeno relevante é a sensibilidade exacerbada ou diminuída a estímulos sensoriais. Esses sintomas ajudam a compreender o incômodo e a proporção de algumas reações de crianças autistas quando expostas a certos tipos e intensidades de sons, luzes e cheiros, sua repulsa ao contato da pele com alguns tecidos, sua resistência ao sabor e textura de alguns alimentos e, em alguns casos, a menor reatividade a dores ou a mudanças de temperatura. Por outro lado, certos estímulos luminosos atraem a atenção e alguns objetos são explorados de modo persistente pelo olfato ou pelo toque.

Síndrome de Asperger

Esta síndrome – o epônimo homenageia o psiquiatra austríaco Hans Asperger – engloba crianças com características autistas menos graves, pois a linguagem verbal está sempre presente e o nível cognitivo é bom. A fala tende a ser monótona e aparentemente pedante ou com "inflexão de adulto", com palavras rebuscadas ou neologismos.

Essas crianças têm pouco senso de humor ou uma interpretação literal do que escutam e podem perseverar em assuntos específicos e idiossincráticos, sem perceber se o interlocutor está interessado em escutar. São desajeitadas no contato social, o que as leva a preferir atividades isoladas, mas costumam apresentar apego e interesse por algumas pessoas (geralmente parentes). Seu repertório restrito de atividades pode fazê-las se tornarem "especialistas" em algum tema (como informática, história, zoologia ou astronomia), e muitas vezes se concentram em aspectos pouco usuais dentro de seu assunto de interesse.

Estereotipias motoras são menos comuns que no autismo, mas podem surgir em momentos de ansiedade. O caráter patológico dessa síndrome nem sempre é claro, especialmente nos casos com menor comprometimento social.

Transtorno desintegrativo

A criança se desenvolve normalmente até uma idade mais avançada (que pode chegar a 4, 5 ou mesmo 6 anos) e depois experimenta a perda definitiva e rápida, no decorrer de alguns meses, das habilidades já adquiridas da fala, da brincadeira, da interação social e da autonomia, associada a estereotipias motoras, podendo haver perda no controle da urina e das fezes.

Além dessas três apresentações, o espectro autista também inclui formas parciais, que foram nomeadas de autismo atípico (geralmente envolvendo um misto de características autísticas e de deficiência intelectual grave) e transtorno invasivo do desenvolvimento sem outra especificação (TID-SOE).

EPIDEMIOLOGIA

Entre meados da década de 1960 e o início da década de 1990, estimava-se que existiam 4 a 5 autistas para cada 10 mil pessoas (0,04 a 0,05% de prevalência). A partir do final dos anos 1990, esses números sofreram aumentos significativos. Atualmente, a prevalência média para todo o espectro autista se situa em torno de 0,66%, mas há estudos internacionais apontando taxas de 1% ou mesmo mais.[6,7] No Brasil, estudo-piloto realizado em crianças de 7 a 12 anos em Atibaia (SP) encontrou prevalência de transtornos globais do desenvolvimento em torno de 0,3%.[8]

Quais as razões desse aumento? Uma das explicações é a ampliação dos critérios diagnósticos a partir da criação da categoria "transtornos invasivos do desenvolvimento", que engloba os distintos quadros descritos anteriormente, muitos deles excessivamente abrangentes, como o TID-SOE. Além disso, muitos pacientes antes diagnosticados com retardo mental ou psicose infantil sofreram um processo de substituição diagnóstica, sendo considerados, agora, autistas.[9]

De um modo geral, há maior visibilidade médica e social do autismo, levando ao aumento de encaminhamentos a serviços de saúde e à maior precocidade dos diagnósticos. Especula-se também sobre a possibilidade de um aumento real na incidência do transtorno, mas essa tese de uma "epidemia" de autismo é bastante questionável.

Os quadros autistas predominam no sexo masculino, com taxas médias de quatro meninos para cada menina. Essa diferença de gênero tende a ser mais pronunciada na síndrome de Asperger (8 homens:1 mulher) e no transtorno desintegrativo (9 meninos:1 menina).

CONSIDERAÇÕES ETIOLÓGICAS

A busca pela etiologia do autismo vem mobilizando clínicos e pesquisadores de diversas orientações, mas os avanços reais ainda são incipientes. Nas últimas décadas, a antiga hegemonia de concepções psicodinâmicas sobre a gênese do autismo vem sendo substituída pelo predomínio de hipóteses biológicas.

No campo da genética, a aposta é de que alterações em múltiplos genes (e não em apenas um) aumentam a vulnerabilidade ao quadro. Do ponto de vista cerebral, anomalias no processo de migração neuronal cortical e disfunções de conectividade nas redes e áreas envolvidas na percepção social (como o sulco temporal superior, o giro fusiforme, a amígdala ou o sistema de neurônios-espelho) são candidatas a substratos neurais do quadro.[10]

Há também pesquisas sobre fatores ambientais que poderiam aumentar o risco para o autismo, como exposição gestacional a pesticidas, poluição atmosférica e a agentes infecciosos, com resultados ainda inconclusos ou afetando uma pequena minoria de casos.[10,11] Talvez o único consenso seja de que o espectro do autismo não comporta etiologia única e que diversos fatores genéticos e ambientais interagem para determinar as características da síndrome.

COMORBIDADES

A mais comum comorbidade entre o autismo e outras patologias médicas/neurológicas diz respeito à epilepsia, que pode acometer até 1/4 dos autistas (pesquisas indicam até 42%). As crises convulsivas têm distribuição bimodal, manifestando-se nos primeiros anos de vida ou aparecendo durante a adolescência.

Outras comorbidades médicas com prevalência menor na população autista estão descritas na Tabela 1, a partir de diversos estudos.[4,10,12]

Tabela 1 Associação entre autismo e algumas condições médicas[4,10,12]

Quadro médico	Variação da prevalência em autistas
Paralisia cerebral	0 a 4,8%
Síndrome do X frágil	0 a 8,1%
Esclerose tuberosa	0 a 3,8%
Neurofibromatose	0 a 1,4%
Rubéola congênita	0 a 5,9%
Síndrome de Down	0 a 16,7%

As comorbidades psiquiátricas mais importantes são as seguintes:[4,5,10]

- Deficiência intelectual (retardo mental): a estimativa de que 3/4 dos indivíduos com autismo apresentariam limitações intelectuais vem se reduzindo para 40 a 55% em estudos mais recentes. Essa redução pode, em parte, ser explicada pela maior inclusão de indivíduos de alto funcionamento – ou seja, sem déficits intelectuais – na categoria do autismo e pela maior possibilidade de acesso à vida intelectual dos autistas não verbais, que algumas vezes aprendem a se comunicar por meios alternativos, como teclados e *tablets*;

- Depressão e ansiedade: pessoas com síndrome de Asperger parecem especialmente suscetíveis a apresentar episódios depressivos e sintomas ansiosos variados, que podem ser provocados pela percepção das dificuldades nas interações sociais, pela sensação de falha em atingir as expectativas próprias ou alheias ou pela experiência de intimidação (*bullying*).

Além disso, problemas disruptivos de comportamento (inquietude, auto e heteroagressividade, explosões de raiva) podem aparecer em autistas, às vezes sem desencadeantes óbvios, outras vezes provocados por mal-estar, dores, frustrações ou interferência em suas rotinas estabelecidas.

DIAGNÓSTICO DIFERENCIAL

- Deficiência intelectual (retardo mental): apesar de também ter início precoce e prejudicar o desenvolvimento e a autonomia da criança, a deficiência intelectual "pura" não inclui a gama e o padrão de limitações na interação, na comunicação e no repertório de interesses presentes no autismo. Além disso, quanto mais grave o retardo, maior a probabilidade de haver danos ou alterações neurológicas evidentes, o que está ausente na maioria dos casos de autismo;[4,5,10]
- Transtornos do desenvolvimento da fala e da linguagem: apesar dos problemas na expressão ou na recepção linguísticas, nos transtornos de linguagem não há o padrão restrito e estereotipado de interesses, atividades ou brincadeiras, e, caso existam problemas qualitativos no comportamento social, tendem a melhorar de modo rápido após a instituição da terapêutica fonoaudiológica;
- Mutismo seletivo: este diagnóstico se aplica a crianças com inibição para falar em situações sociais ou na presença de estranhos, embora se comuniquem por gestos, expressões faciais ou monossílabos. No ambiente doméstico, sua comunicação verbal é praticamente normal. Costumam ser crianças tímidas e ansiosas e podem apresentar problemas específicos da linguagem;
- Transtornos reativos do apego: este quadro é caracterizado por evitação do contato, diminuição da reatividade emocional, hipervigilância e reações agressivas, mas não há os problemas na comunicação nem as estereotipias ou comportamentos repetitivos encontrados no autismo. O início precoce é um fator comum ao autismo e aos transtornos de apego, que se instalam até os 5 anos de idade. No entanto, este é um quadro reativo, ou seja, uma resposta da criança à negligência ou a cuidados insuficientes e inadequados (por institucionalização ou hospitalização prolongada, pobreza extrema, etc.). Dessa forma, a dúvida entre os dois diagnósticos muitas vezes é resolvida quando os problemas na oferta de cuidados à criança são sanados (p.ex., adoção,

desinstitucionalização, alta hospitalar ou melhora da situação socioeconômica da família) e as crianças com transtorno reativo de apego passam rapidamente a apresentar relações e respostas afetivas e sociais adequadas;

- Psicose e esquizofrenia na infância: a distinção entre o autismo e as psicoses infantis será abordada no capítulo específico;
- Surdez: a família ou o próprio pediatra podem suspeitar que a ausência de resposta da criança pequena à fala a ela dirigida seja decorrente de problemas auditivos. Embora autismo e surdez possam coexistir, crianças surdas normalmente não apresentam características autistas e tentam se comunicar por outros meios. As crianças autistas não surdas, por sua vez, facilmente mostram que escutam, sendo atraídas ou se incomodando com uma série de sons, embora ignorem outros;
- Síndrome de Rett: esta síndrome rara tem causalidade genética definida – um defeito no gene *MECP2* no cromossomo X – e hoje é estudada como uma categoria específica, fora do espectro autista, embora próxima a ele. Nesse quadro, que praticamente só atinge meninas, o desenvolvimento da criança é inicialmente normal, mas entre 7 e 24 meses de idade começam a ocorrer a perda dos movimentos voluntários das mãos, estereotipias manuais (a mais típica é o movimento repetitivo de "lavagem de mãos", com os braços flexionados e as mãos se esfregando na altura do tórax), risos não provocados, hiperventilação e desaceleração do crescimento do crânio. Paulatinamente, o prejuízo motor vai atingindo o tronco e os membros inferiores, fazendo com que a paciente pare de andar por volta do fim da adolescência, com óbito antes dos 30 anos de idade. Apesar de algumas características autistas, a pessoa geralmente mantém certo grau de interesse social.[10,12]

Como algumas crianças autistas são muito inquietas, o pediatra pode se precipitar e identificar um transtorno de déficit de atenção/hiperatividade (TDAH), deixando o autismo passar despercebido, especialmente nas crianças que apresentam recursos verbais. Nessas situações, o diagnóstico de autismo é amplamente precedente e mais relevante.

Mais raramente, a depressão grave em crianças pequenas também pode exigir alguma habilidade de diagnóstico diferencial ou a avaliação de um especialista.

CURSO E PROGNÓSTICO

O autismo é um quadro de início precoce e alguns indícios inespecíficos podem aparecer ainda no primeiro ano de vida. Muitas crianças já demonstram desinteresse quando os pais ou outras pessoas se aproximam de seu berço, não oferecem o corpo quando alguém tenta levá-las ao colo (ausência de postura antecipatória) e não respondem quando chamadas pelo nome. Algumas são silenciosas e quase nunca choram; outras choram em excesso. Recusa alimentar pode aparecer nos primeiros meses, mas tende a se resolver à medida que a criança cresce. Contudo, de 20 a 40% das crianças autistas apresentam desenvolvimento normal até os 18 ou 20 meses de idade, dificultando a identificação precoce, que, em geral, só pode ser feita com segurança em torno ou a partir de 3 anos de idade.[4,10]

O pediatra se encontra em uma posição privilegiada, dentre todos os especialistas, para a detecção precoce de risco para instalação do autismo. O sinal que merece maior atenção é a ausência da iniciativa do bebê em buscar a interação, pouco olhando para as pessoas, para o que elas tentam lhe mostrar ou buscando pouco o olhar do outro para compartilhar um objeto de interesse. Os sinais de risco para o desenvolvimento do autismo têm mais sensibilidade do que especificidade, havendo o risco de falsos-positivos. No entanto, falsos-negativos também devem ser evitados e, na dúvida, o encaminhamento para um profissional de saúde mental deve ser realizado.

É entre o primeiro e o segundo aniversário que alguns sinais, especialmente a ausência, o atraso ou desvios da fala, chamam mais a atenção. Com o passar dos meses outros sinais mais típicos começam a aparecer, confirmando o que era apenas uma suspeita.

Cerca de metade das crianças autistas não desenvolve uma fala funcional, mas a maioria consegue articular algumas palavras. Quando a fala não aparece até os 5 anos, as aquisições posteriores nesse campo são mais lentas e mais difíceis, e a evolução do quadro autista como um todo costuma ser pior.[5,10] No entanto, há muitos relatos e autorrelatos escritos por autistas que passaram a se comunicar na adolescência a partir de aplicativos de *notebooks*, teclados ou similares.

Na passagem para a adolescência, além da possibilidade do surgimento de convulsões, pode haver maior agitação e agressividade ou, menos comumente, maior apatia e lentidão em crianças que eram mais inquietas. Em uma pequena parcela de autistas há perda autolimitada, mas permanente, de habilidades de linguagem e declínio cognitivo no período da adolescência ou início da vida adulta.

O manejo da sexualidade pode ser uma dificuldade associada, com masturbação excessiva (muitas vezes na frente de terceiros) e aproximações sexuais inadequadas. Adolescentes com síndrome de Asperger podem se interessar em namorar, o que proporciona ganhos na sociabilidade, caso o meio seja colaborativo.

Apesar dos problemas citados, na maioria dos casos a evolução envolve melhora gradativa. Infelizmente, na idade adulta, apenas uma minoria (entre 10 e 20%) consegue alcançar uma vida independente ou semi-independente.[5,10] O curso e o prognóstico dependem não apenas das características individuais (gravidade do caso, nível intelectual, presença de comorbidades), mas também da oferta de recursos psicossociais e educacionais durante a vida.

TRATAMENTO

O pediatra tem papel importante na suspeita e na identificação do quadro autista, no encaminhamento e na articulação com outros profissionais (psicólogos, fonoaudiólogos, terapeutas ocupacionais, etc.). O ideal é que se utilizem diversas modalidades terapêuticas, a partir da avaliação individualizada das necessidades e potencialidades de cada criança. As seguintes tecnologias de cuidado têm sido as mais utilizadas:[4,10]

- Comunicação suplementar e alternativa: a partir do uso de sinais, gestos, símbolos e figuras (como o PECS – Sistema de Comunicação por Troca de Figuras);
- Terapia de integração sensorial: para crianças autistas que demonstram distúrbios no processamento sensorial, visando à diminuição dos níveis de atividade, maior sustentação da atenção e diminuição de comportamentos de autoagressão e autoestimulação;
- Terapias de base psicanalítica: a maior parte do campo psicanalítico já superou o modelo das "mães geladeiras", apontadas erroneamente como causa do autismo do filho, apostando agora na construção do vínculo e da transferência com o terapeuta para permitir à criança autista um novo modo de se colocar no laço social;
- Análise do comportamento aplicada (ABA – *applied behavioral analysis*): programa comportamental amplamente utilizado, especialmente nos países anglo-saxões, visando a desenvolver habilidades sociais e comunicativas, ao lado da redução de condutas não adaptativas, a partir de estratégias de reforço positivo e negativo;
- Método TEACCH (Tratamento e Educação para Crianças Autistas e com outros problemas na comunicação): mais utilizado no campo da educação, implica a estruturação do ambiente pedagógico-terapêutico, com o estabelecimento de rotinas e o planejamento da sequência e duração das atividades.

Outras estratégias podem envolver o recurso de acompanhantes terapêuticos (visando a aumentar a autonomia e a estimular a circulação da pessoa com autismo pela cidade) e aparelhos de alta tecnologia (*notebooks*, *tablets*, celulares), muitos deles incluindo jogos e aplicativos desenvolvidos especificamente para o incremento das habilidades comunicativas.

Os psicofármacos trazem pouca ajuda para os sintomas centrais do autismo, mas podem ser úteis para a atenuação de alguns sintomas acessórios, envolvendo especialmente auto e heteroagressividade, explosões de raiva e descontrole, dificuldades graves no sono, inquietude extrema e algumas estereotipias intensas.[13]

É aconselhável avaliar antes se outras estratégias terapêuticas já foram experimentadas para lidar com esses problemas. Seu uso deve ser temporário, pois implica efeitos colaterais, valendo a pena ressaltar o aumento de peso, associado a elevações de taxas de glicose, colesterol e triglicerídeos com o uso de vários antipsicóticos. Portanto, na ausência de sintomas que justifiquem seu uso, a criança autista pode e deve ser tratada sem o recurso a psicofármacos.

Alterações dietéticas (eliminação de glúten e caseína, por exemplo) parecem produzir melhora em certos casos, mas sua generalização para o conjunto dos pacientes com autismo ainda necessita de validação.

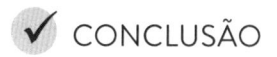 CONCLUSÃO

A noção de transtornos do espectro autista implica um *continuum* do mais leve ao mais grave, unificando o autismo infantil, a síndrome de Asperger, o transtorno desintegrativo e os quadros parciais (autismo atípico e TID-SOE). Os quadros autistas se iniciam nos primeiros anos de vida, afetando a interação interpessoal, a comunicação e o repertório de interesses, atividades e brincadeiras da criança. O pediatra tem papel importante na detecção precoce de risco para instalação do autismo, devendo estar atento para a ausência da iniciativa do bebê em buscar a interação ou o olhar do outro. O quadro é geralmente persistente, e, na maioria dos casos, há melhora lenta e gradual, mas que não permite que a maioria das pessoas com autismo alcance uma vida independente ou semi-independente. O tratamento depende da avaliação individualizada das características de cada criança e envolve diversas estratégias terapêuticas.

REFERÊNCIAS BIBLIOGRÁFICAS

1. American Psychiatric Association. Manual diagnóstico e estatístico de transtornos mentais: DSM-5. Porto Alegre: Artmed, 2014.
2. World Health Organization (WHO). ICD 11. International Classification of Diseases 11th revision. Disponível em: https://icd.who.int/. Acessado em: 9 nov. 2018.
3. Organização Mundial da Saúde (OMS). Classificação de transtornos mentais e de comportamento da CID-10: descrições clínicas e diretrizes diagnósticas. Porto Alegre: Artes Médicas, 1993.
4. Brasil. Ministério da Saúde. Linha de cuidado para a atenção às pessoas com transtornos do espectro do autismo e suas famílias na Rede de Atenção Psicossocial do SUS. Brasília: Ministério da Saúde, 2013.
5. Goodman R, Scott S. Child and adolescent psychiatry. 3.ed. Oxford: Wiley-Blackwell, 2012.
6. Hill AP, Zuckerman KE, Fombonne E. Epidemiology of autism spectrum disorders. In: Volkmar FR et al. (eds.). Handbook of autism and pervasive developmental disorders. New Jersey: John Wiley & Sons, 2014. p.57-96.

7. Brugha TS et al. Epidemiology of autism spectrum disorders in adults in the community in England. Arch Gen Psych 2011; 68(5):459-465.

8. Paula CS et al. Brief report: prevalence of pervasive developmental disorder in Brazil: a pilot study. J Autism Dev Disord 2011; 41(12):1738-42.

9. Coo H et al. Trends in autism prevalence: diagnostic substitution revisited. J Autism Dev Disord 2008; 38(6):1036-46.

10. Le Couteur A, Szatmari P. Autism spectrum disorder. In: Thapar A et al. (eds.). Rutter's child and adolescent psychiatry. 6.ed. Oxford: Wiley-Blackwell, 2015. p.665-82.

11. Lyall K, Schmidt R, Hertz-Picciotto. Environmental factors in the preconception and pre-natal period in relation to risk for ASD. In: Volkmar F, Rogers S, Rhea P, Pelphrey KA (eds.). Handbook of autism and pervasive developmental disorders. 4.ed. Hoboken: Wiley, 2014. p.424-56.

12. Volkmar et al. Medical care in autism and related conditions. In: Volkmar F, Rogers S, Rhea P, Pelphrey KA (eds.). Handbook of autism and pervasive developmental disorders. 4.ed. Hoboken: Wiley, 2014. p.532-55.

13. Scahill L, Tillberg CS, Martin A. Psycopharmacology. In: Volkmar F, Rogers S, Rhea P, Pelphrey KA (eds.). Handbook of autism and pervasive developmental disorders. 4.ed. Hoboken: Wiley, 2014. p.556-79.

11

PSICOSES NA INFÂNCIA
E NA ADOLESCÊNCIA

 OBJETIVOS

✓ Conceituar a psicose e apresentar os principais aspectos de sua psicopatologia na infância.
✓ Conhecer os quadros psicóticos na infância e adolescência, com destaque para a esquizofrenia.
✓ Discutir os diagnósticos diferenciais, especialmente os que envolvem a psicose e o autismo.

DEFINIÇÃO

Durante a maior parte do século passado, a noção de psicose infantil foi aplicada a condições bastante variadas, levando a alguma confusão e imprecisão diagnósticas, mas também a uma incomparável diversidade descritiva no campo da psicopatologia infantil. Nos últimos anos, há a tendência de restringir esse diagnóstico, com ênfase na esquizofrenia infantil.

A psicose na infância corresponde a alterações no desenvolvimento da personalidade da criança, envolvendo dificuldades na construção de uma imagem de si estável e unitária e na distinção entre mundo interno e externo, levando à desorganização do pensamento e da conduta e ao precário ajustamento à realidade.

ASPECTOS CARACTERÍSTICOS

Alguns autores[1] descrevem um "núcleo psicótico", composto por uma série de traços psicopatológicos, entre os quais se destacam:

- Não distinção entre eu e não eu: envolve a percepção distorcida ou ausente dos limites entre si e o ambiente externo, incluindo aqui a indistinção entre o próprio corpo e o corpo do outro;
- Ruptura com a realidade: em consequência da indistinção entre mundo interior e exterior, a apropriação da realidade se mostra prejudicada, o que pode envolver distorções na vivência do tempo e do espaço, experiências corporais bizarras e fantasias de fragmentação, invasão, aniquilação e destruição;
- Utilização de mecanismos de defesa primitivos, como a onipotência e a clivagem; esta última faz a criança experimentar o mundo como composto de polos excludentes (bom × mau, amor × ódio, etc.), sem perceber estados intermediários entre eles.

Um dos quadros psicóticos descritos em crianças, como assinalado, é a esquizofrenia infantil. Ela pode surgir a partir de 6 ou 7 anos de idade, mas é raro que se inicie antes de 10 anos. A esquizofrenia de início precoce tende a se instalar de modo insidioso, havendo predomínio de sintomas negativos, desorganização do comportamento, pensamento e senso de 'eu', alucinações variadas e delírios pouco sistematizados. Em crianças, mais que em adultos, a clara manifestação dos sintomas psicóticos costuma ser precedida por sinais inespecíficos, como atraso no desenvolvimento da fala e sociabilidade pobre (p.ex., pequena capacidade de fazer e manter amigos).[2]

A partir da adolescência, a esquizofrenia se manifesta de forma mais típica, ao modo de sua apresentação na vida adulta. Isso envolve a combinação dos seguintes grupos de sintomas:[2,3]

- Sintomas positivos: alucinações (geralmente auditivas), ideias delirantes (p.ex., de tom persecutório), comportamento bizarro, agitação psicomotora, neologismos (invenção de palavras);
- Sintomas negativos: distanciamento ou embotamento afetivo, retraimento social, afastamento da realidade, empobrecimento da linguagem e do pensamento, diminuição da fluência verbal, diminuição da vontade e do pragmatismo, autonegligência (p.ex., descuido da higiene pessoal) e lentificação psicomotora;
- Sintomas de desorganização: pensamentos e condutas progressivamente desorganizados, associações mentais afrouxadas, afeto inadequado, ambivalente ou pueril.

EPIDEMIOLOGIA

A esquizofrenia é um quadro raro antes da puberdade, com prevalência em crianças estimada entre 1:1.000 e 1:10.000. Sua frequência aumenta no decorrer da adolescência, chegando a 1% no início da vida adulta. Em crianças, o quadro predomina nos meninos, mas na adolescência há igual distribuição entre os sexos.[2,4]

CONSIDERAÇÕES ETIOLÓGICAS

Os quadros psicóticos na infância têm etiologia heterogênea, envolvendo a interação entre fatores genéticos, cerebrais, psicológicos e ambientais. No caso da esquizofrenia, o risco aumenta em cerca de 10 vezes quando há um parente de primeiro grau com o transtorno, apontando para a possível influência de diversos genes de suscetibilidade.

Alterações no neurodesenvolvimento, associadas a anormalidades cerebrais estruturais e funcionais, também têm sido descritas ou sugeridas. Outros fatores de risco são postulados, incluindo desnutrição intrauterina, complicações obstétricas, migração e violência contra a criança.

O papel do uso de maconha como fator de risco ainda é alvo de controvérsias. Há poucas evidências de seu envolvimento direto na esquizofrenia infantil, mas há pesquisas que indicam que seu uso na adolescência está associado a maior risco futuro de esquizofrenia em indivíduos suscetíveis.[2,4]

DIAGNÓSTICO DIFERENCIAL

Autismo

Durante muitos anos, as noções de autismo e psicose infantil foram próximas ou equivalentes, por diversas razões. O termo "autismo", antes de ser escolhido por Leo Kanner e Hans Asperger para descrever um novo quadro infantil, foi usado por Eugen Bleuler para se referir à perda de contato com a realidade observada na esquizofrenia. Além disso, a psicanálise reforçava a aproximação entre autismo e psicose, tratados como organizações psíquicas semelhantes, ambas incidindo nas etapas iniciais da constituição do "eu".

Nos anos 1970, a psiquiatria começou a estabelecer distinções entre autismo e esquizofrenia, mas ambos continuavam sendo tratados como psicoses infantis. Na 9ª edição da Classificação Internacional de Doenças (CID-9/OMS), de 1977, a categoria "Psicoses com Início Específico na Infância" incluía o autismo infantil e a psicose desintegrativa.

Contudo, com o aparecimento dos transtornos globais do desenvolvimento no DSM-III, da Associação Psiquiátrica Americana, em 1980, e com a inclusão da síndrome de Asperger nos anos 1990, a noção de autismo foi se ampliando e ocupando boa parte do espaço antes dedicado às psicoses infantis.[5]

Apesar disso, as fronteiras entre autismo e psicose infantil ainda não são totalmente claras. Alguns autores consideram, por exemplo, que a síndrome de Asperger representaria uma "ponte" entre o autismo e o transtorno de personalidade esquizoide, que faz parte do grupo das psicoses. A CID-10 considera que episódios psicóticos podem ocorrer no início da vida adulta de pessoas com síndrome de Asperger.[6] O DSM-5, que consagrou a noção de "transtornos do espectro do autismo", inclui a possibilidade de surgimento, especialmente na adolescência de pessoas autistas, de sintomas catatônicos, como a flexibilidade cérea, fenômeno tradicionalmente associado à catatonia da esquizofrenia.[7]

As principais diferenças entre autismo e esquizofrenia estão descritas na Tabela 1.[4]

Tabela 1 Diagnóstico diferencial entre esquizofrenia infantil e autismo[4]

Autismo	Esquizofrenia infantil
Início até 36 meses de idade	Início após 6 a 7 anos de idade
Deficiência intelectual é comum	Deficiência intelectual pouco comum
Epilepsia é comum (até 25%)	Epilepsia infrequente
Problema central: dificuldades na interação e comunicação social	Problema central: desorganização de pensamento e conduta
Prejuízo adaptativo precoce	Deterioração gradual do funcionamento
Ausência de delírios e alucinações	Delírios e alucinações, se presentes, são efêmeros ou fragmentados

Transtorno de humor

A instalação aguda é mais comum no transtorno bipolar de humor do que na esquizofrenia. Na adolescência, os episódios maníacos podem vir acompanhados de alucinações, delírios paranoicos e desorganização do pensamento, simulando uma síndrome esquizofrênica. Muitas vezes, apenas a evolução do quadro permite um diagnóstico diferencial definitivo. Episódios depressivos também podem vir acompanhados de sintomas psicóticos.[2]

Psicose induzida por drogas e medicamentos

Sintomas psicóticos podem surgir como efeito direto do uso de diversas substâncias, incluindo estimulantes (como cocaína, anfetaminas, metilfenidato, *ecstasy*), alucinógenos, corticoides, benzodiazepínicos, opioides e maconha. Nessas situações, os sintomas costumam se instalar de modo abrupto e ter curta duração, desaparecendo após alguns dias de abstinência da substância.[3]

Psicoses orgânicas

Transtornos neurodegenerativos, como a doença de Wilson, podem incluir sintomas psicóticos, assim como algumas formas de epilepsia.[2]

Psicoses reativas breves

Crianças psicologicamente vulneráveis podem apresentar sintomas psicóticos em reação a estresses ambientais, que tendem a se resolver rapidamente após modificações do ambiente e eliminação dos fatores estressores.

É preciso saber que fantasias e temores diversos são parte comum da vida mental infantil e geralmente não são indicativos de psicose. Fenômenos normais na infância que podem ser confundidos com sintomas psicóticos, também incluem:[4,8]

- Pensamento mágico/animista: característica da criança entre 2 e 4 anos, na qual o pensamento pode alterar as coisas, os objetos inanimados têm sentimentos e motivações, e tudo que se move tem vida e intencionalidade;
- Amigos imaginários: podem estar presentes entre 6 e 11 anos, sendo identificados nos relatos da própria criança ou em rememorações de adultos sobre a infância. Na maior parte das vezes têm papel psicológico adaptativo e saudável, servindo de consciência auxiliar, bode expiatório ou apenas proporcionando companhia.

CURSO E PROGNÓSTICO

Pessoas com esquizofrenia costumam apresentar episódios psicóticos (crises ou surtos), que podem durar de semanas a meses, seguidos de uma fase de recuperação com presença ou não de sintomas negativos residuais. Quanto mais crises psicóticas houver, menor a possibilidade de retorno a um bom nível de funcionamento mental e social. A esquizofrenia é um quadro psicótico geralmente crônico, associado a diminuições persistentes da capacidade social, cujo prognóstico e evolução são piores quanto mais precoce for sua instalação.[2,4]

TRATAMENTO

Crianças e adolescentes com psicose se beneficiam de uma série de intervenções psicossociais, que podem incluir psicoterapia, atendimentos à família, acompanhamento terapêutico, hospital-dia ou CAPSi (Centro de Atenção Psicossocial Infantojuvenil). Os profissionais de saúde mental devem manter contato com a escola, que necessitará de apoio para oferecer educação adequada a esses alunos.

A medicação antipsicótica atenua especialmente os sintomas positivos, sendo indispensável nas crises/episódios psicóticos. Os antipsicóticos tradicionais (como haloperidol, trifluoperazina e pimozida) continuam úteis, mas o risco de efeitos extrapiramidais tem diminuído seu uso. Há uma preferência atual pelos antipsicóticos atípicos (como risperidona, aripiprazol e olanzapina), mas efeitos colaterais metabólicos, como o aumento de taxas sanguíneas de lipídios e açúcares, são muito comuns, exigindo dosagens hematológicas periódicas de glicose, colesterol e triglicerídeos.[9]

As situações de crise devem ser preferencialmente atendidas na comunidade, mas a hospitalização temporária pode ser necessária em alguns casos, visando à proteção do paciente e à regularização do uso da medicação. Sempre que possível, deve-se preferir a internação em hospital pediátrico, com apoio da equipe de saúde mental.

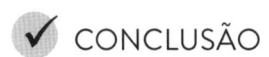 CONCLUSÃO

A psicose na infância implica a instabilidade na imagem de si e na distinção entre mundo interno e externo, a desorganização do pensamento e da conduta e o precário ajustamento à realidade. A esquizofrenia infantil é um dos quadros psicóticos descritos em crianças, mas é pouco comum; geralmente se inicia a partir dos 10 anos de idade, tendendo a se instalar de modo insidioso e podendo ser precedida de sinais e sintomas inespecíficos. A esquizofrenia na adolescência se apresenta de forma mais típica, envolvendo sintomas positivos, negativos e de desorganização. A distinção entre autismo e psicose esquizofrênica está bem estabelecida, mas há pontos de contato entre ambos. O tratamento de quadros psicóticos envolve intervenções psicossociais, medicação antipsicótica e atenção especial a situações de crise.

REFERÊNCIAS BIBLIOGRÁFICAS

1. Marcelli D, Cohen D. Infância e psicopatologia. 8.ed. Porto Alegre: Artmed, 2010.
2. Hollis C. Palaniyappan L. Schizophrenia and psychosis. In: Thapar A et al. (eds.). Rutter's child and adolescent psychiatry. 6.ed. Oxford: Wiley-Blackwell, 2015. p.774-92.
3. Marcelli D, Braconnier A. Adolescência e psicopatologia. 6.ed. Porto Alegre: Artmed, 2007.
4. Goodman R, Scott S. Child and adolescent psychiatry. 3.ed. Oxford: Wiley-Blackwell, 2012.
5. Lima RC. O DSM entre a Novilíngua e a Língua Tertii Imperii. In: Zorzanelli R, Bezerra JR B, Costa JF (orgs.). A criação de diagnósticos na psiquiatria contemporânea. Rio de Janeiro: Garamond, 2015.

6. Organização Mundial da Saúde (OMS). Classificação de Transtornos Mentais e de Comportamento da CID-10: descrições clínicas e diretrizes diagnósticas. Porto Alegre: Artes Médicas, 1993.

7. American Psychiatric Association. Manual diagnóstico e estatístico de transtornos mentais: DSM-5. Porto Alegre: Artmed, 2014.

8. Lewis M, Volkmar F. Aspectos clínicos do desenvolvimento na infância e adolescência. Porto Alegre: Artes Médicas, 1993.

9. Klykylo WM. Green's child and adolescent clinical psychopharmacology. 5.ed. Philadelphia: Lippincott Williams & Wilkins, 2014.

12

TRANSTORNOS DE HUMOR

 OBJETIVOS

✓ Apresentar os aspectos característicos dos transtornos de humor na infância e na adolescência.
✓ Distinguir estados de tristeza e oscilações afetivas normais dos transtornos de humor, que necessitam de avaliação especializada e tratamento.
✓ Descrever os aspectos característicos dos transtornos depressivos e do transtorno bipolar de humor (TBH) de início precoce.
✓ Conhecer os principais diagnósticos diferenciais e comorbidades dos transtornos de humor.
✓ Indicar as abordagens terapêuticas para os transtornos de humor.

INTRODUÇÃO

O humor, ou estado de ânimo, é o colorido emocional que se dá às experiências. Todas as pessoas passam por oscilações de humor. Há dias em que se está mais animado e outros em que predomina o desânimo. Existem também indivíduos com estilos cognitivos negativos, que tendem a uma forma de ser depressiva, sem que se configure um estado patológico.[1-14]

Perturbações de humor de intensidade, frequência e duração suficientes para caracterizar um transtorno podem ocorrer em todas as faixas etárias. Os transtornos de humor são quadros psiquiátricos frequentes e graves, em que o humor está alterado, elevando-se (na hipomania e na mania) ou rebaixando-se (na depressão). A prevalência desses casos mais graves aumenta com a idade, mas mesmo lactentes podem apresentar reações afetivas comparáveis à angústia e à depressão.[1-14]

Diversos sintomas característicos dos transtornos de humor em adultos podem ocorrer em crianças, mas fatores evolutivos devem sempre ser levados em conta. Crianças e adolescentes com transtornos de humor costumam apresentar, além de tristeza, principalmente irritabilidade, oscilações de humor, desinteresse e retraimento.[1-14]

Antes da puberdade, os episódios maníacos clássicos são incomuns e a maioria dos pacientes que posteriormente vem a satisfazer os critérios diagnósticos para transtorno de humor bipolar costuma apresentar inicialmente sintomas depressivos.[1-14]

DEPRESSÃO

Definição

O termo depressão é utilizado tanto para a descrição de um sintoma, caracterizado por profunda tristeza, como para estados de humor deprimido de diversas intensidades e tempos de duração, que levam a incapacitação, limitações de atividade e comprometimento da saúde física.[1-13]

Aspectos característicos

A característica mais comum do transtorno depressivo é a tristeza, que por vezes é descrita como qualitativamente diferente da tristeza comum, ou apenas mais intensa e persistente.[1-13]

O início do transtorno depressivo pode ser insidioso, não sendo percebido até o surgimento de problemas na relação com os pares e abandono de atividades. São frequentes os acessos de raiva, a anedonia (perda da capacidade de sentir prazer), o isolamento, o desinteresse pela família, o afastamento dos amigos, a perda de peso, a insônia, as atitudes de oposição e a redução da concentração, do interesse e da motivação. Também é muito comum a queda do rendimento escolar.[1-13]

Os critérios diagnósticos são praticamente os mesmos para todas as idades, mas as manifestações clínicas da depressão podem variar nas diferentes faixas etárias.[1-13]

Em crianças pequenas, a sintomatologia é predominantemente somática, geralmente cefaleias ou manifestações gastrointestinais, como dor abdominal. Por vezes, a apresentação clínica é de irritabilidade, associada ou não à tristeza e a manifestações diversas, como alterações do sono ou do apetite, sintomas somáticos, dificuldades escolares e retardo motor. As crianças menores são mais suscetíveis a fatores ambientais, como discórdia familiar constante, abuso e negligência, havendo melhora quando os estressores diminuem.[6-13]

Em adolescentes, são mais comuns sintomas como desesperança, lentificação psicomotora e, em casos mais graves, delírios (geralmente de culpa, punição merecida ou perseguição). Nessa faixa etária, frequentemente a depressão está associada ao abuso de álcool e drogas, utilizados como tentativa de automedicação.[6-13]

Adicionalmente, dois outros tipos de transtorno de humor podem ter início na adolescência. A distimia é um transtorno depressivo crônico do humor, em que os sintomas têm menor intensidade que nos casos de depressão, sendo comuns alterações de apetite, desânimo, irritabilidade, cansaço e baixa autoestima. Na ciclotimia, há alternância de episódios de hipomania (mais brandos que os episódios maníacos) e depressão moderada.[6-13]

O DSM-5 (5ª edição do manual da Associação Psiquiátrica Americana) incluiu um novo diagnóstico no capítulo dos transtornos depressivos, o transtorno disruptivo de desregulação do humor (TDDH). Esse quadro teria início entre 6 e 10 anos de idade e se caracterizaria pela presença de crises de birra ou explosões emocionais (agressões físicas, verbais ou destruição de objetos), desproporcionais à dimensão do evento desencadeante. Entre esses episódios, que ocorreriam 3 ou mais vezes por semana, durante um período mínimo de 1 ano, o humor da criança seria persistentemente irritável, raivoso ou triste.[4]

Esse diagnóstico foi elaborado como resposta às críticas de que várias das crianças com essas alterações de humor e comportamento vinham sendo equivocadamente diagnosticadas como bipolares. No entanto, recomenda-se cautela em seu uso no cotidiano da clínica, pois sua inclusão no DSM-5 foi considerada apressada por muitos estudiosos, tendo sido baseada em poucos anos de trabalho de apenas um grupo de pesquisa. Além disso, essa categoria não leva em conta o significado e o contexto das birras, localizando na criança problemas do sistema familiar, com o risco de hiperinclusividade e aumento do uso indiscriminado de psicofármacos na infância.[1,4,12]

TRANSTORNO BIPOLAR DO HUMOR

Definição

O transtorno bipolar do humor (TBH) se caracteriza por estados de humor flutuantes, com alternância entre períodos de humor expansivo, elevado ou irritável (mania), períodos de humor depressivo e fases de humor normal. É um transtorno de difícil identificação na infância e na adolescência, particularmente quando os sintomas iniciais são de depressão ou são muito semelhantes àqueles do TDAH.[1-13]

Aspectos característicos

O TBH inclui episódios maníacos e episódios depressivos, com variações diversas. Entre os sintomas maníacos, ou "para cima", pode-se observar agitação, aumento de energia, pressão para falar, pensamento acelerado, redução da necessidade de sono, hipersexualidade (sem história de violência sexual), explosões de agressividade, irritabilidade extrema, grave e persistente, comportamento violento e atitudes de risco – especialmente no caso de adolescentes (incluindo, como nos adultos, gastos financeiros excessivos e abuso de substâncias). Esses sintomas se alternam ou se mesclam com sintomas depressivos ou "para baixo", como apatia, desânimo, tristeza, falta de energia e outros (Tabela 1).[1-13]

O curso do TBH é crônico e recorrente. Em crianças pequenas, os episódios maníacos e as oscilações cíclicas de humor são pouco comuns. Muitas vezes, sintomas maníacos iniciais, como impulsividade, distraibilidade, ansiedade e euforia, são confundidos com outros transtornos mentais.[6-13]

Tabela 1 Quadro clínico do TBH[1-13]

Aspectos característicos	
Gerais	Extrema variabilidade do humor
	Comportamento agressivo intermitente
	Desatenção extrema
Sintomas depressivos	Tristeza
	Falta de motivação
	Falta de prazer nas atividades
	Sentimentos de culpa
	Labilidade emocional
Sintomas maníacos	Distraibilidade
	Agitação psicomotora
	Pressão para falar
	Pensamento acelerado
	Comportamento agressivo
	Acessos de fúria
	Irritabilidade
	Redução da necessidade de sono
	Pensamentos de grandeza
	Euforia

Epidemiologia

Atualmente, considera-se que o transtorno depressivo ocorre em cerca de 1% das crianças e 5% dos adolescentes na comunidade. A variabilidade das taxas entre os diversos estudos ocorre pela disparidade de métodos de pesquisa e de grupos selecionados, com alguns estudos encontrando prevalência de até 10%.[6-13]

Em crianças e adolescentes hospitalizados, as taxas são muito mais altas. Estudos apontam que até 20% das crianças e 40% dos adolescentes internados estão deprimidos.[6-13]

A prevalência dos transtornos depressivos aumenta com a idade e é semelhante em meninos e meninas até a adolescência, quando passa a ser 2 vezes mais comum em meninas. Nas últimas décadas, a prevalência tem aumentado e a idade de início tem caído progressivamente, embora ainda sejam raros os casos em crianças em idade pré-escolar.[6-13]

Estudos que se baseiam primariamente em dados obtidos dos pais ou professores resultam em taxas inferiores daqueles cujos dados se baseiam nas respostas das próprias crianças e adolescentes.[6-13]

Em geral, os transtornos depressivos são episódicos. A duração média de um episódio depressivo não tratado é em torno de 8 meses, e os problemas podem se manter por muito tempo após o episódio depressivo. Muitas vezes, a depressão é crônica, recorrente e tem possibilidades de continuar na vida adulta.[6-13]

A prevalência do TBH é de aproximadamente 1% ao longo da vida. Segundo estudos retrospectivos, 60% dos adultos com TBH iniciaram o quadro antes dos 20 anos de idade e em 80% dos casos há recorrência em 2 a 5 anos.[1-13]

Considerações etiológicas

A etiologia dos transtornos de humor é multifatorial, envolvendo uma complexa interação de fatores genéticos com adversidades ambientais, incluindo conflitos familiares, abuso, negligência e situação socioeconômica precária.[1-13]

Diagnóstico diferencial

O principal diagnóstico diferencial da depressão é o estado de tristeza normal. No caso da depressão, além da persistência e da gravidade dos sintomas, pode haver, por parte da criança ou adolescente, a percepção de diferenças qualitativas do seu estado em relação à tristeza normal.[1-13]

Algumas classificações consideram que a tristeza profunda e duradoura, relacionada ou não a um acontecimento perturbador (desapontamentos, fracasso escolar, rompimento de namoro, etc.), pode ser considerada um episódio depressivo, mesmo quando não acompanhada de perturbações na vida.[1-13]

O luto, estado de pesar após a perda de um ente querido, não é considerado um transtorno, mas pode evoluir com sintomas depressivos típicos e graves, tornando necessária a intervenção terapêutica.[1-13]

Os sintomas de depressão podem se sobrepor a outros transtornos, tornando difícil o diagnóstico diferencial em crianças com sintomas de ansiedade e alterações de comportamento.[1-13]

O principal diagnóstico diferencial do TBH é o TDAH, que, menos comumente, pode ser também uma comorbidade.[1-13]

Curso e prognóstico

O curso e o prognóstico dos transtornos de humor dependem de fatores como idade de início, gravidade do episódio e presença de comorbidades. Fatores ambientais adversos também influenciam diretamente no prognóstico.[1-4,6-13]

O transtorno depressivo costuma ter duração média de 8 meses e ser recorrente. No caso de TBH, quanto mais precoce o início, maior é a probabilidade de um curso crônico com maiores déficits funcionais. A distimia pode durar anos, aumentando o risco de episódios depressivos.[1-4,6-13]

Episódios depressivos podem se relacionar à baixa autoestima persistente. A presença de depressão na adolescência aumenta o risco de depressão e de suicídio na vida adulta. Crianças e adolescentes com depressão e TBH costumam apresentar dificuldades de relacionamento e mau desempenho escolar.[1-4,6-13]

Em depressões graves e TBH há elevado risco de suicídio.[1-4,6-13]

Tratamento

O tratamento é multimodal. Deve-se engajar o paciente e a família no tratamento e trabalhar sempre que possível em parceria com a escola e com os outros profissionais envolvidos com a criança ou o adolescente.[6-13]

É necessário desenvolver estratégias de abordagem terapêutica adaptadas a cada situação. Psicoterapia individual, terapia de família e intervenções psicossociais muitas vezes resultam em melhora significativa.[6-13]

Há muitas controvérsias sobre a utilização de antidepressivos em crianças e adolescentes, especialmente após a decisão da Food and Drug Administration (FDA – agência reguladora norte-americana) de estabelecer uma advertência nos rótulos de todos os antidepressivos para o risco de aumento da "tendência suicida" em adolescentes. A advertência foi instituída após um estudo de metanálise indicar discreto aumento da ideação suicida (não de tentativas ou de suicídios realizados) em adolescentes que utilizavam os inibidores da recaptação de serotonina.[6-13]

Alguns autores consideraram a precaução exagerada. Entretanto, com o uso de medicações antidepressivas, existe o risco de que, com o aumento da energia observado à medida que a depressão diminui, aumentem os episódios de autoagressão. Assim, a prescrição de medicamentos deve fazer parte de um programa extensivo de cuidados, evitando-se adotar tal recurso como única medida terapêutica.[6-13]

O grupo de antidepressivos com menor risco de efeitos colaterais e com uso mais consagrado atualmente em crianças e adolescentes é o de inibidores seletivos de recaptação de serotonina (ISRS), particularmente fluoxetina, paroxetina e sertralina.[6-13]

De um modo geral, as depressões leves e moderadas em crianças e adolescentes são tratadas com psicoterapia e intervenções no meio familiar e escolar, reservando-se a psicofarmacoterapia para os casos mais graves.[6-13]

Nos casos de TBH, o uso de estabilizadores de humor é um recurso necessário para o controle sintomático, com melhora significativa do sofrimento psíquico e da qualidade do relacionamento familiar, escolar e social. Carbonato de lítio, divalproato de sódio e carbamazepina são as drogas mais utilizadas. Apesar dos ótimos resultados muitas vezes obtidos com o carbonato de lítio, sua indicação deve ser muito criteriosa, pois exige controle laboratorial periódico (dosagens regulares da litemia), por conta do alto risco de toxicidade e para verificação da faixa terapêutica.[6-13]

Quando crianças ou adolescentes expressam pensamentos ou apresentam comportamentos suicidas, deve ser feito o encaminhamento para consulta psiquiátrica, a fim de determinar as medidas de proteção necessárias, que podem incluir a hospitalização.[14] Pacientes com quadros depressivos graves, com risco de suicídio e refratários a psicoterapia combinada com diferentes esquemas de tratamento medicamentoso, podem ter indicação de tratamento com eletroconvulsoterapia (ECT). Embora raramente utilizada, trata-se de uma modalidade terapêutica segura, não havendo restrição técnica para seu uso em crianças e adolescentes. Quando indicada, são feitas diversas sessões, em ambiente hospitalar e sob anestesia.[6-14]

DEPRESSÃO NA ADOLESCÊNCIA – ORIENTAÇÃO AOS PAIS

É fundamental que os pais, ainda que se encontrem abalados pela doença do filho, estejam disponíveis para oferecer ajuda e também para auxiliar o adolescente a aceitar ajuda. É importante que se auxilie o adolescente nas tarefas cotidianas, enquanto ele não tiver disposição para executá-las sozinho. Além disso, é preciso evitar a atribuição de culpas entre pais e filhos a respeito das causas ou razões do quadro depressivo.

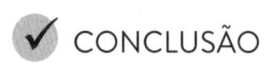 ## CONCLUSÃO

Os transtornos de humor podem ocorrer em crianças e adolescentes de todas as faixas etárias. Fatores evolutivos devem sempre ser levados em conta. A apresentação clínica é variável conforme a fase do desenvolvimento.

É necessário que o pediatra esteja atento para o reconhecimento dos transtornos de humor na infância, em particular a depressão, para que a criança ou o adolescente seja encaminhado para avaliação especializada e eventual tratamento o mais rápido possível.

Os sintomas de depressão podem se sobrepor a outros transtornos, tornando difícil o diagnóstico diferencial de crianças com sintomas de ansiedade e alterações de comportamento.

O transtorno bipolar de humor de início precoce é crônico e recorrente. De difícil diagnóstico, muitas vezes se confunde com outros transtornos.

REFERÊNCIAS BIBLIOGRÁFICAS

1. Sadock BJ, Sadock V, Ruiz P (eds.). Mood disorders. In: Sadock BJ, Sadock V, Ruiz P. Kaplan and Sadock´s comprehensive textbook of psychiatry. 10.ed. Philadelphia: Wolters Kluwer, 2017. p.1599-719.
2. Black D, Andreasen N. Introductory textbook of psychiatry. Washington: American Psychiatric Publishing, 2014.
3. Hales R, Yudofsky S. The American Psychiatric Publishing Textbook of Psychiatry. 6.ed. Washington: American Psychiatric Publishing, 2014.
4. American Psychiatric Association. Diagnostic and statistical manual of mental disorders. 5.ed. Washington: American Psychiatric Association, 2013.
5. World Health Organization. International Classification of Diseases (ICD-11). Geneva: WHO, 2018. Disponível em: www.who.int/classifications/icd/en/. Acessado em: 14 nov. 2018.
6. Marcelli D. Enfance et psychopathologie. 10.ed. Issy-les-Moulineux: Elsevier-Masson, 2016.
7. Marcelli D, Braconnier A. Adolescence et psychopathologie. 7.ed. Issy-les-Moulineux: Elsevier-Masson, 2009.
8. Goodman R, Scott S. Child and adolescent psychiatry. 3.ed. Oxford: Wiley-Blackwell, 2012.
9. Ajuriaguerra J. Manuel de psychiatrie de l´enfant. 2.ed. Paris: Masson, 1980.
10. Dulcan M. Dulcan´s textbook of child and adolescent psychiatry. 2.ed. Arlington: American Psychiatric Association, 2016.
11. Cheng K, Myers M. Child and adolescent psychiatry: the essentials. 2.ed. Philadelphia: Wolters Kluwer/Lippincott Williams & Wilkins, 2011.
12. Martin A, Bloch MH, Volkmar F (eds.). Lewis´s child and adolescent psychiatry: a comprehensive textbook. 5.ed. Philadelphia: Wolters Kluwer/Lippincott Williams & Wilkins, 2018.
13. Thapar A, Pine D (eds.) Rutter´s child and adolescent psychiatry. 6.ed. Oxford: Wiley & Sons, 2015.
14. Almeida RS, Silva Filho OC. Tentativas de suicídio em crianças e adolescentes: abordagem do pediatra. Rev Ped SOPERJ 2017; 17(supl. 1):4-11.

13

TRANSTORNOS DE ANSIEDADE

 OBJETIVOS

✓ Definir os principais transtornos de ansiedade e diferenciá-los de estados de ansiedade.
✓ Ressaltar, à luz do desenvolvimento, que estados de ansiedade sem significado patológico são comuns.
✓ Apresentar os principais subtipos de transtornos de ansiedade e descrever suas características.
✓ Apresentar os princípios básicos de intervenção terapêutica nos transtornos de ansiedade em crianças e adolescentes.

INTRODUÇÃO

A ansiedade pode ser definida como um estado desagradável de tensão, preocupação, apreensão ou medo. O medo, por sua vez, é uma resposta antecipatória, muitas vezes útil e adaptativa, diante de ameaças internas ou externas, reais ou imaginárias.[1-16]

Alguns estados de ansiedade são característicos de determinadas fases do desenvolvimento, não configurando um transtorno. Bebês a partir dos 8 meses de idade podem sentir ansiedade ao serem separados de seus pais. Entre 2 e 4 anos, é comum o medo de animais, e crianças mais velhas costumam ter medo do escuro.[4,9,12]

Também são comuns na infância comportamentos obsessivos e pequenas compulsões. Crianças pequenas muitas vezes exigem que as atividades do dia a dia sejam seguidas de forma rígida, valendo-se de rituais para o banho, para se alimentar e para adormecer. Pequenas mudanças na rotina podem resultar em sintomas repentinos de ansiedade.[4,9,12]

Esses sintomas são parte do repertório de reações esperadas ao longo do desenvolvimento, não configurando um estado patológico.[4,9,12]

Uma criança ou adolescente apresenta um transtorno de ansiedade (TA) quando a sintomatologia é recorrente e resulta em sofrimento intenso e prolongado, desproporcional à realidade, levando a um comprometimento significativo nas atividades diárias.[9-16]

DEFINIÇÃO

Os TA são estados de medo, preocupação e sofrimento intenso e persistente, muitas vezes acompanhados de sintomas físicos, que afetam a vida diária da criança ou do adolescente. Os TA com início na infância podem ser transitórios. Entretanto, uma parte significativa dos adultos que sofrem de TA ou depressão refere ter apresentado sintomas desde a infância.[1-3,9-16]

Os TA mais comuns na infância são o transtorno de ansiedade generalizada (TAG), as fobias específicas (circunscritas a certos estímulos, como animais, escuro, etc.) e o transtorno de ansiedade de separação (TAS). O transtorno de pânico e o transtorno de ansiedade social são mais comuns em adolescentes.[9-16]

Apesar de possuírem certa especificidade, o transtorno obsessivo-compulsivo (TOC) e o transtorno de estresse pós-traumático (TEPT) também podem ser considerados TA.[2,3,9-16]

TRANSTORNO DE ANSIEDADE DE SEPARAÇÃO

A ansiedade de separação é um fenômeno evolutivo normal e esperado. As primeiras manifestações costumam ocorrer em bebês de 6 a 8 meses de idade, e habitualmente se perpetuam até por volta dos 30 meses de idade. É uma reação normativa que marca o reconhecimento da diferença entre os cuidadores habituais e pessoas estranhas à criança.[9-16]

Deve-se evitar o diagnóstico de TAS em crianças com menos de 6 anos de idade, a menos que os sintomas somáticos e o comprometimento funcional sejam muito importantes. A característica essencial do TAS é a presença de episódios de ansiedade decorrentes de dificuldades excessivas e inadequadas de se separar de casa e da família. Geralmente, os sintomas emocionais são acompanhados de dores de cabeça, náuseas ou dores abdominais. O diagnóstico costuma ser feito na época de adaptação à creche ou à escola.[9-16]

Comumente, as crianças que apresentam o problema ficam bem em casa e nos fins de semana. Em alguns casos, no entanto, a ansiedade é tão intensa que a criança pode se recusar a permanecer só em um determinado cômodo da casa ou a dormir sem a companhia de seus cuidadores. Crianças mais velhas podem verbalizar a preocupação de que a separação seja permanente e o medo de que elas ou seus pais sejam sequestrados ou mortos. Com frequência ocorrem distúrbios de sono e pesadelos com temas de separação e desamparo.[9-16]

As crianças com TAS costumam apresentar muitas dificuldades no início do ano escolar ou no retorno das férias, especialmente quando são menores. O quadro tende à remissão com o avanço da idade.[9-16]

TRANSTORNO DE ANSIEDADE GENERALIZADA

A principal característica deste transtorno é a preocupação incontrolável e persistente, que não está direcionada a um objeto ou situação em particular e geralmente é acompanhada de muitas queixas somáticas como falta de ar, dores de cabeça, dores musculares e sintomas gastrointestinais. A criança ou o adolescente teme que algo possa acontecer. Preocupa-se excessivamente com o futuro, com o seu comportamento anterior, com sua aparência, seu desempenho escolar ou esportivo, com pontualidade, com desastres naturais, etc., e essas preocupações são fonte de muito sofrimento e comprometimento na rotina diária. São crianças tensas, que não conseguem relaxar e necessitam de garantias e reasseguramento.[9-16]

TRANSTORNO DO PÂNICO

O transtorno de pânico se caracteriza por ataques de pânico recorrentes e inesperados, acompanhados de medo de desenvolver os ataques. Ataques de pânico são crises agudas de ansiedade extrema, em que o paciente sente palpitações, sentimento de sufocação, tremores, dor no peito, náusea, dor abdominal, tontura, medo de ficar louco, medo de morrer, parestesias e outros sintomas. Comumente, como reação aos ataques de pânico, o paciente desenvolve a agorafobia – o medo de lugares abertos, multidões ou de sair sozinho à rua, associado ao receio de passar mal e não conseguir ajuda. A vida torna-se cada vez mais restrita, até, por fim, se isolar completamente em casa.[1,9-16]

FOBIAS

As fobias são medos irracionais de situações ou de objetos. Diante da situação ou objeto temido, o paciente apresenta uma reação de ansiedade intensa. São os mais comuns dos transtornos de ansiedade, afetando em torno de 10% da população. Em geral, iniciam-se no final da infância.[1,9-16]

Antes de fazer o diagnóstico de transtorno fóbico, deve-se considerar a idade da criança. O medo, mesmo quando acompanhado de reações intensas, pode ser característico da etapa do desenvolvimento, não configurando uma patologia.[1,9-16]

Fobia social – transtorno de ansiedade social

A fobia social (FS) se caracteriza pelo medo intenso de exposição ao julgamento social (falar ou comer em público, ir a festas, apresentar trabalhos na escola), resultando em comprometimento adaptativo importante. Quando expostas a essas situações, as crianças ou adolescentes que apresentam esse transtorno costumam apresentar sintomas somáticos intensos, como taquicardia, mal-estar gastrointestinal e tremores. A criança ou adolescente com FS não apresenta dificuldades para se relacionar com pessoas de seu círculo familiar, mas evita o contato com as demais pessoas.[1,9-16]

MUTISMO SELETIVO

O mutismo seletivo (MS) ocorre em crianças sem atrasos no desenvolvimento da linguagem, que falam fluentemente em ambientes conhecidos (como o doméstico), mas que em uma ou mais situações sociais específicas apresentam enorme dificuldade ou mesmo impossibilidade de falar. A criança pode permanecer totalmente em silêncio ou apenas conseguir sussurrar ou falar monossílabos, de forma quase inaudível. Há fortes indícios de que se trata de um subtipo do transtorno de ansiedade social. O problema é mais comum em meninas.[1,9-16]

TRANSTORNO DE ESTRESSE PÓS-TRAUMÁTICO

O transtorno de estresse pós-traumático (TEPT) é uma resposta tardia a uma situação traumática catastrófica (desastre, combate, acidente sério, tortura, estupro, etc.). Em crianças e adolescentes, as exposições traumáticas mais comuns são abuso físico ou sexual e violência, seja doméstica, no ambiente escolar ou na comunidade. Outros fatores desencadeantes são acidentes, catástrofes naturais e doenças graves, vividas ou testemunhadas. Depois de um período de algumas semanas a poucos meses após o evento, o paciente passa a apresentar repetidas revivescências do trauma, por meio de lembranças desagradáveis ou sonhos.[3,9-16]

Em crianças pequenas, o evento traumático é revivido de forma recorrente também em brincadeiras ou comportamentos que reproduzem a situação traumática. Ocorre embotamento emocional, afastamento do convívio social, falta de prazer nas atividades e evitação de situações que lembram o trauma. Normalmente surgem sinais de hiperexcitação autonômica, hipervigilância e insônia.[3,9-16]

Em situações em que a criança ou o adolescente sobreviveu a um acidente ou catástrofe em que outros pereceram é comum o sentimento de culpa por ter sobrevivido e podem ocorrer sintomas depressivos associados.[3,9-16]

TRANSTORNO OBSESSIVO-COMPULSIVO

O transtorno obsessivo-compulsivo (TOC) caracteriza-se pela presença de obsessões (pensamentos intrusivos que causam ansiedade) e compulsões (comportamentos repetitivos a que o paciente se sente obrigado, para diminuir a ansiedade, muitas vezes por meio da neutralização mágica do conteúdo das obsessões).[2,9-16]

O quadro pode ter início de forma abrupta ou insidiosa, e o diagnóstico costuma ser feito anos depois do início dos primeiros sintomas. Uma das razões para a demora no diagnóstico é que muitas crianças mantêm sigilo sobre seus sintomas por um longo período.[2,9-16]

Em alguns casos, os rituais podem consumir inúmeras horas do dia. As obsessões podem ser isoladas ou múltiplas e, com o passar do tempo, o conteúdo pode mudar. Em crianças é mais comum a preocupação com contaminação, com ferir-se ou com ferir outras pessoas.[2,9-16]

Muitas crianças referem que suas compulsões não são precedidas de quaisquer pensamentos. São comuns comportamentos compulsivos de ordenação, simetria, lavagem, repetição, verificação e contagem.[2,9-16]

EPIDEMIOLOGIA

A prevalência dos TA varia muito de acordo com os critérios diagnósticos e a idade da população estudada. Eles são o primeiro ou segundo problema de saúde mental mais frequente na vida adulta, podendo afetar até 25% da população.[1-3,5,6,9-16]

Há pouca pesquisa epidemiológica sobre os TA na infância e na adolescência. Estudos recentes apontam que a prevalência de TAG, fobias específicas e TAS em crianças pequenas é de 1 a 2%. Meninos e meninas são igualmente afetados. O TOC em crianças e adolescentes tem prevalência de cerca de 0,5%.[9-16]

Ao longo da vida, as taxas do TA aumentam substancialmente. A prevalência conjunta pode chegar, na adolescência, a 8 a 12% da população, com predominância no sexo feminino.[1-3,5,6,9-16]

Ter parentes de primeiro grau que sofrem de TA eleva em 3 a 4 vezes o risco de desenvolver algum TA.[1-3,5,6,9-16]

CONSIDERAÇÕES ETIOLÓGICAS

Diversos fatores podem contribuir para o surgimento de sintomas de ansiedade em crianças e adolescentes. Há evidências de que os TA e os transtornos depressivos sofrem influências dos mesmos fatores genéticos. A qualidade do apego materno parece também desempenhar um importante papel no desenvolvimento dos TA em crianças.[1-3,5,6,9-16]

Filhos de portadores de TA tendem a desenvolver problemas da mesma natureza, mas é difícil discriminar o peso dos fatores relacionais e dos fatores genéticos para o surgimento dos quadros. É necessário considerar a importância da aprendizagem social, especialmente quando se trata de pais ansiosos que podem inadvertidamente ensinar a seus filhos a reagir com ansiedade às situações normais da vida.[1-3,5,6,9-16]

Diversos estudos indicam que a exposição a estressores externos com frequência coincide com o início do aparecimento dos sintomas. Nos tempos atuais, pais que exigem da criança um desempenho acima de suas capacidades e pressionam os filhos por meio de uma filosofia de estímulo à competitividade desenfreada, podem estar contribuindo para o desencadeamento de quadros de ansiedade.[1-3,5,6,9-16]

DIAGNÓSTICO DIFERENCIAL E COMORBIDADES

O principal diagnóstico diferencial dos TA são os estados de ansiedade típicos de determinadas fases do desenvolvimento, que não têm significado patológico.[1-3,5,6,9-16]

É comum a ocorrência de sintomas que podem se sobrepor aos de outros transtornos, tornando difícil o diagnóstico diferencial de crianças com sintomas de ansiedade e alterações de comportamento.[9-16]

Quando a criança apresenta muitos sintomas somáticos é especialmente importante a avaliação pediátrica completa, incluindo exames complementares para o diagnóstico de hipertireoidismo, arritmias cardíacas e outras condições clínicas. Cabe ressaltar que o uso de alguns medicamentos pode desencadear, como efeito colateral, sintomas de ansiedade.[9-16]

No TOC, são muito comuns as comorbidades e transições com estados fóbicos. Obsessões e compulsões podem ocorrer em síndromes mentais orgânicas e em diversos quadros psiquiátricos, como anorexia nervosa, transtornos somatoformes, transtornos depressivos e TEPT, além de diversas doenças neurológicas como a coreia de Sydenham e as epilepsias.[9-16]

CURSO E PROGNÓSTICO

O curso dos TA é variado, dependendo da idade da criança, da duração dos sintomas e da presença de comorbidades. Somente uma minoria das crianças com TA irá apresentar algum transtorno na vida adulta. No entanto, boa parte dos adultos com TA apresentou algum TA na infância.[9-16]

O TAS na infância tende a se resolver com o tempo. Com menor frequência, pode evoluir para outros quadros de ansiedade ou depressão.[9-16]

Os quadros fóbicos graves e o TAG tendem a ser persistentes. O início precoce e a gravidade dos sintomas aumentam o risco de continuidade dos transtornos de ansiedade na vida adulta.[9-16]

Cerca de 50% das crianças e adolescentes afetados com TOC se recuperam ou permanecem com poucos sintomas, que não afetam significativamente a vida, especialmente se não há comorbidades. Casos graves e precoces de TOC podem evoluir para transtornos psicóticos.[9-16]

TRATAMENTO

As modalidades terapêuticas mais indicadas para os transtornos de ansiedade são a psicoterapia individual e as terapias familiares.[9-16]

De forma geral, não há estudos conclusivos que comprovem melhores resultados com o uso de psicofármacos para os TA como um todo. Os medicamentos de escolha são os ISRS, mas estes, em geral, somente levam à redução sintomática.[9-16]

Nos casos de TOC em crianças e adolescentes, o uso de ISRS, como fluoxetina, sertralina ou citalopram, pode resultar em benefícios significativos.[9-16]

No caso de crianças com TAS, é necessário estabelecer um ambiente escolar propício, com a colaboração da equipe educacional. A criança deve contar com uma ou duas pessoas de referência, a quem possa recorrer em caso de necessidade durante sua permanência na escola.[9-16]

Crianças com fobias específicas costumam apresentar melhora sintomática significativa com a aplicação de técnicas de terapia cognitivo-comportamental (TCC), principalmente por meio da exposição aos estímulos temidos combinada à prevenção de resposta.[9-16]

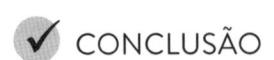 CONCLUSÃO

Os transtornos de ansiedade (TA) são estados de medo, preocupação e sofrimento intenso e persistente, muitas vezes acompanhados de sintomas físicos, que afetam a vida diária da criança ou do adolescente. Os TA são muito prevalentes e podem ser incapacitantes, com importante morbidade. Não se deve confundi-los com episódios de ansiedade característicos de determinadas etapas do desenvolvimento.

O diagnóstico dos TA é clínico. O curso é variado e está relacionado à idade da criança, à duração dos sintomas e à presença de comorbidades.

De modo geral, o tratamento mais eficaz é a psicoterapia, não havendo necessidade de uso de psicofármacos na maioria dos casos.

REFERÊNCIAS BIBLIOGRÁFICAS

1. Sadock BJ, Sadock V, Ruiz P (eds.). Anxiety disorders. In: Sadock BJ, Sadock V, Ruiz P. Kaplan and Sadock´s comprehensive textbook of psychiatry. 10.ed. Philadelphia: Wolters Kluwer, 2017. p.1720-84.
2. Stein DJ, Lochner C. Obsessive-compulsive and related disorders. In: Sadock BJ, Sadock V, Ruiz P. Kaplan and Sadock´s comprehensive textbook of psychiatry. 10.ed. Philadelphia: Wolters Kluwer, 2017. p.1785-98.
3. Shalev A, Marmar CR. Posttraumatic stress disorder. In: Sadock BJ, Sadock V, Ruiz P. Kaplan and Sadock´s comprehensive textbook of psychiatry. 10.ed. Philadelphia: Wolters Kluwer, 2017. p.1812-26.
4. Bell-Dollan DJ, Last CG, Strauss CC. Symptoms of anxiety disorders in normal children. J Am Acad Child Adolescent Psych 1990; 29:759-65.
5. Black D, Andreasen N. Introductory textbook of psychiatry. Washington: American Psychiatric Publishing, 2014.
6. Hales R, Yudofsky S. The American Psychiatric Publishing Textbook of Psychiatry. 6.ed. Washington: American Psychiatric Publishing, 2014.
7. American Psychiatric Association. Diagnostic and statistical manual of mental disorders. 5.ed. Washington: American Psychiatric Association, 2013.
8. World Health Organization. International Classification of Diseases (ICD-11). Geneva: WHO, 2018. Disponível em: www.who.int/classifications/icd/en/. Acessado em: 14 nov. 2018.
9. Marcelli D. Enfance et Psychopathologie. 10.ed. Issy-les-Moulineux: Elsevier-Masson, 2016.
10. Marcelli D, Braconnier A. Adolescence et psychopathologie. 7.ed. Issy-les-Moulineux: Elsevier-Masson, 2009.
11. Goodman R, Scott S. Child and adolescent psychiatry. 3.ed. Oxford: Wiley-Blackwell, 2012.
12. Ajuriaguerra J. Manuel de psychiatrie de l´enfant. 2.ed. Paris: Masson, 1980.
13. Dulcan M. Dulcan´s textbook of child and adolescent psychiatry. 2.ed. Arlington: American Psychiatric Association, 2016.
14. Cheng K, Myers M. Child and adolescent psychiatry: the essentials. 2.ed. Philadelphia: Wolters Kluwer/Lippincott Williams & Wilkins, 2011.
15. Martin A, Bloch MH, Volkmar F (eds.). Lewis´s child and adolescent psychiatry: a comprehensive textbook. 5.ed. Philadelphia: Wolters Kluwer/Lippincott Williams & Wilkins, 2018.
16. Thapar A, Pine D (eds.). Rutter´s child and adolescent psychiatry. 6.ed. Oxford: Wiley & Sons, 2015.

14

TRANSTORNOS DISSOCIATIVOS E CONVERSIVOS

OBJETIVO

✓ Apresentar os transtornos dissociativos e conversivos, enfatizando os aspectos de diagnóstico, epidemiologia, etiologia, curso, prognóstico e tratamento.

INTRODUÇÃO

Os transtornos dissociativos ou conversivos se caracterizam pela presença de alterações da consciência, da memória, da identidade e da percepção (perturbações dissociativas), ou sintomas físicos como paralisia, ataxia, afonia, convulsões, anestesia, cegueira, visão dupla (perturbações conversivas), sem que se encontre uma causa física que justifique o quadro.[1-8] A denominação de histeria, anteriormente utilizada, caiu em desuso nas atuais classificações porque o conceito se ampliou indevidamente, perdendo a especificidade e adquirindo conotação pejorativa.[2,3,9,10]

Embora continuem a surgir com relativa frequência nos serviços de saúde, os quadros dissociativos e conversivos têm despertado pouco interesse nos especialistas, o que se reflete na escassez de estudos dedicados ao problema nos últimos anos. Essa situação contrasta com o período que vai da segunda metade do século XIX até a primeira metade do século XX, quando vários autores, como Briquet, Charcot, Bernheim e Freud, debruçaram-se sobre o tema. Mesmo naquela época de maior interesse, foram relativamente poucos os estudos sobre a histeria em crianças e adolescentes.[1-3]

ASPECTOS CARACTERÍSTICOS

Entre os sintomas de conversão, encontram-se perturbações motoras (paralisias ou paresias flácidas ou espásticas – hemiplegias, monoplegias ou paraplegias), tremor e outros movimentos anormais de extremidades, crises pseudoepilépticas, problemas de equilíbrio e de marcha, disfagia, afonia, vômitos, soluços e crises respiratórias.[1,2,6,7,11]

Também pode haver distúrbios sensoriais como anestesias, surdez e alterações visuais (cegueira, visão dupla, visão em túnel). Os sintomas sensoriais não podem ser explicados por qualquer patologia de origem orgânica e não correspondem à conformação anatômica ou fisiológica do organismo, mas à concepção leiga do funcionamento do corpo. Nas paralisias, os reflexos estão mantidos.[1,2,6,7,11]

Os quadros dissociativos se caracterizam pela perturbação dos processos integrativos da consciência em relação a outras funções psíquicas como a memória, a percepção ou o sentimento de identidade. Entre as diversas formas clínicas, encontram-se a amnésia (esquecimento de importantes informações ou eventos de natureza traumática), a fuga dissociativa (após um evento traumático, o indivíduo se distancia de seu local de moradia, perdendo a memória de sua vida passada e a noção de sua identidade), a despersonalização (o sentimento subjetivo de estar distante dos próprios processos mentais ou do próprio corpo), o transtorno de personalidades múltiplas (a convivência em um mesmo indivíduo de personalidades diferentes) e a perda de consciência dissociativa.[1,3,6,7,11]

Comumente, os sintomas imitam problemas de saúde ocorridos com o próprio indivíduo no passado ou presentes em pessoas próximas. Muitas vezes representam simbolicamente o conflito mental que deu origem ao quadro.[1-3,6,7,11]

Em alguns casos, o paciente se mostra indiferente emocionalmente aos sintomas, não apresentando o sofrimento e a preocupação esperados diante das limitações causadas pelos sintomas (fenômeno conhecido como *la belle indifférence*).[1-3,7,11]

Em crianças de 7 ou 8 anos, são mais comuns os sintomas conversivos isolados, principalmente paralisias, paresias e alterações de marcha, como manifestação de um conflito psicológico específico. De modo geral, são quadros autolimitados, havendo um retorno à normalidade depois de alguns dias. A partir dos 10 anos, podem surgir quadros conversivos mais organizados. A criança pode apresentar uma multiplicidade de sintomas associados, muitas vezes de natureza persistente.[1,6]

Em adolescentes, podem ocorrer quadros conversivos e dissociativos como parte de uma personalidade estruturada para reagir a situações conflituosas por meio desses sintomas.[1,7]

EPIDEMIOLOGIA

A escassez de estudos epidemiológicos permite apenas inferências baseadas na experiência clínica. Os quadros dissociativos e conversivos parecem ser raros na infância, tornando-se mais comuns no período da adolescência. Em crianças, parecem ocorrer igualmente em meninos e meninas; em adolescentes, há um predomínio do sexo feminino.[1-3,5-7]

Para alguns autores, a idade limite inferior para o aparecimento de sintomas é de 4 anos de idade. Até 7 ou 8 anos, predominam os sintomas isolados. Quadros mais organizados e de maior duração surgem a partir de 10 anos.[1-3,5-7]

Atualmente, os quadros dissociativos e conversivos parecem ocorrer com mais frequência em indivíduos de baixa renda, famílias que pertencem a culturas em que há maior repressão sexual e indivíduos com dificuldades de simbolização e verbalização de seus estados emocionais.[1-3,5-7]

CONSIDERAÇÕES ETIOLÓGICAS

Os sintomas nos transtornos dissociativos e conversivos são produzidos por recursos mentais inconscientes utilizados pelos pacientes para lidar com situações traumáticas ou conflituosas (mecanismos de defesa). Da mesma forma que o corpo é dotado de ações reflexas que o afastam de estímulos dolorosos, a mente humana faz uso de mecanismos de defesa automáticos para fugir de situações que provocam dor mental.[1-4,6,7]

Um desses mecanismos é a dissociação. Diante de uma percepção, uma memória ou um pensamento que provoque sofrimento, a mente se desliga automaticamente, dissociando a consciência desses conteúdos dolorosos.[1-4,6,7]

No caso da conversão, um impulso inaceitável para o indivíduo é reprimido e convertido em um sintoma corporal. Muitas vezes, o sintoma representa simbolicamente a ideia reprimida ou a defesa inconsciente contra ela (p.ex., a paralisia de um membro superior representando o impulso de agredir fisicamente, e a defesa automática contra o impulso pela paralisação do membro).[1-4,6,7]

O surgimento do sintoma cria dois tipos de "vantagem" para o indivíduo. O ganho primário consiste na redução da ansiedade. O ganho secundário corresponde às vantagens indiretas de que o paciente se beneficia por apresentar o quadro (isenção das obrigações do dia a dia, ser tratado como doente, etc.).[1-4,6,7]

DIAGNÓSTICO DIFERENCIAL

Uma vez que a existência de um quadro dissociativo ou conversivo não elimina a presença concomitante de uma doença física, sempre é necessária avaliação médica completa. Alguns quadros neurológicos nas suas fases iniciais podem se assemelhar aos sintomas dissociativos ou conversivos, tornando necessário o acompanhamento da evolução de todos os casos.[2,3,11]

As anestesias e paralisias no transtorno conversivo não seguem as vias nervosas, mostrando-se inconsistentes com a anatomia e a fisiologia do sistema nervoso. Ao contrário do que acontece nas paralisias de origem neurológica, nas paralisias do transtorno conversivo não ocorrem reflexos patológicos como o sinal de Babinski.[2,3,11]

No caso das ataxias, a marcha tende a ser bizarra. Se o paciente cai, raramente se fere.

As crises pseudoepilépticas não cursam com perda do controle esfincteriano, mordedura de língua ou alterações de consciência. No entanto, às vezes pacientes epilépticos podem apresentar pseudocrises.[2,3,11]

O diagnóstico diferencial com simulação é muitas vezes difícil. No caso da simulação, o paciente produz propositadamente os sintomas com o fim consciente de obter vantagens. Nos casos de transtorno dissociativo ou conversivo, os sintomas não são criados conscientemente.[2,3,11]

CURSO E PROGNÓSTICO

Os sintomas conversivos isolados surgidos em crianças de 7 a 8 anos tendem a ser autolimitados, resolvendo-se depois de alguns dias. Quadros mais estruturados, com múltiplos sintomas, em crianças mais velhas e adolescentes, podem se tornar crônicos e requerem pronta intervenção.[1,6,7]

Os quadros dissociativos podem surgir como reações autolimitadas a situações traumáticas (amnésia após um acidente, por exemplo) ou corresponder a modos habituais de lidar com conflitos (uma adolescente que desmaia sempre que briga com o namorado). Nos casos polissintomáticos e com vários episódios, a evolução tende à cronicidade.[1,6,7]

TRATAMENTO

O tratamento dos transtornos dissociativos e conversivos é feito por meio de psicoterapia de base analítica ou psicanálise.[1,6,7]

Nos casos de sintomas autolimitados em crianças, às vezes bastam poucas sessões, em que o paciente é encorajado a falar sobre o problema que originou o sintoma. Muitas vezes, o problema está relacionado a um segredo familiar – uma situação difícil que não pode ser discutida abertamente. Nesses casos, é necessário promover a verbalização explícita e a discussão em família do conflito antes mantido em segredo.[1,6,7]

Os casos crônicos, com múltiplos sintomas, ou as situações em que o paciente se organizou para lidar com conflitos ou pressões da vida por meio de sintomas dissociativos ou conversivos, requerem um trabalho psicoterapêutico de longo prazo.[1,6,7]

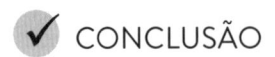 ## CONCLUSÃO

Os transtornos dissociativos ou conversivos se caracterizam pela presença de alterações da consciência, da memória, da identidade e da percepção (perturbações dissociativas), ou sintomas físicos como paralisia, ataxia, afonia, convulsões, anestesia, cegueira, visão dupla (perturbações conversivas), em que não se encontra uma causa física que justifique o quadro. Os quadros dissociativos e conversivos parecem ser raros na infância, tornando-se mais comuns no período da adolescência. Em crianças, parecem ocorrer igualmente em meninos e meninas; em adolescentes, há um predomínio do sexo feminino.

Os sintomas nos transtornos dissociativos e conversivos são produzidos por recursos mentais inconscientes utilizados pelos pacientes para lidar com situações traumáticas ou conflituosas (mecanismos de defesa). O tratamento dos transtornos dissociativos e conversivos é feito por meio de psicoterapia de base analítica ou psicanálise.

REFERÊNCIAS BIBLIOGRÁFICAS

1. Ajuriaguerra J. Manuel de psychiatrie de l'enfant. 2.ed. Paris: Masson, 1980.
2. Escobar JI, Dimsdale JE. Somatic symptom and related disorders. In: Sadock BJ, Sadock V, Ruiz P. Kaplan and Sadock´s comprehensive textbook of psychiatry. 10.ed. Philadelphia: Wolters Kluwer, 2017. p.1827-45.
3. Loewenstein RJ, Frewen P, Lewis-Fernández R. Dissociative disorders. In: Sadock BJ, Sadock V, Ruiz P. Kaplan and Sadock´s comprehensive textbook of psychiatry. 10.ed. Philadelphia: Wolters Kluwer, 2017. p.1866-952.
4. Gabbard G. Psychodynamic psychiatry in clinical practice. Washington: American Psychiatric Publishing, 2014.
5. Goodman R, Scott S. Child and adolescent psychiatry. 3.ed. Oxford: Wiley-Blackwell, 2012.
6. Marcelli D. Enfance et psychopathologie. 10.ed. Issy-les-Moulineux: Elsevier-Masson, 2016.
7. Marcelli D, Braconnier A. Adolescence et psychopathologie. 7.ed. Issy-les-Moulineux: Elsevier-Masson, 2009.
8. Dulcan M. Dulcan´s textbook of child and adolescent psychiatry. 2.ed. Arlington: American Psychiatric Association, 2016.
9. Martin A, Volkmar F. Lewis's child and adolescent psychiatry: a comprehensive textbook. 5.ed. Philadelphia: Lippincott Williams & Wilkins, 2018.
10. Thapar A, Pine D (eds.). Rutter´s child and adolescent psychiatry. 6.ed. Oxford: Wiley & Sons, 2015.
11. Kaufman DM, Geyer HL, Milstein MK. Kaufman´s clinical neurology for psychiatrists. 8.ed. Elsevier, 2017.

15

TRANSTORNOS REATIVOS DO APEGO

OBJETIVO

✓ Apresentar os transtornos reativos do apego enfatizando os aspectos de diagnóstico, epidemiologia, etiologia, curso, prognóstico e tratamento.

INTRODUÇÃO

Os transtornos reativos do apego se caracterizam pela presença de comportamentos sociais desviantes em crianças pequenas (com menos de 5 anos), decorrentes de cuidados francamente patológicos por parte dos responsáveis. É fundamental reconhecer e intervir nessas situações precocemente, para minimizar ou impedir as consequências devastadoras para o futuro desenvolvimento das crianças submetidas a cuidados gravemente inadequados.[1-10]

ASPECTOS CARACTERÍSTICOS

Duas formas clínicas principais são reconhecidas: com inibição e com desinibição. O DSM-5 e a CID-11 denominam transtorno reativo de apego a forma com inibição, e transtorno do engajamento social desinibido a forma com desinibição.[2,3]

A forma com inibição se caracteriza pela presença de hipervigilância, recusa de interações sociais, evitação de contato, resistência a ser confortado, falta de resposta emocional e ambivalência. Frequentemente, pode-se observar a vigilância congelada: a criança, encolhida em um canto, se mantém imóvel, controlando com os olhos todo o ambiente. A forma inibida é mais comum em crianças menores.[1,7,10]

Na forma desinibida, a criança apresenta uma sociabilidade indiscriminada, não conseguindo manter a ligação seletiva apropriada e normal com os cuidadores. Muito comumente, crianças pequenas "grudam" em desconhecidos, e crianças maiores apresentam comportamentos indiscriminadamente amigáveis com pessoas estranhas. A forma desinibida é mais frequente em crianças mais velhas.[1,7,10]

As duas formas de transtorno estão associadas a problemas de desenvolvimento físico – muito comumente, a criança portadora do transtorno se apresenta desnutrida e abaixo da normalidade nas curvas de peso e de altura.[1,7,10]

EPIDEMIOLOGIA

Existem poucos estudos epidemiológicos sobre o transtorno reativo de apego. Sabe-se, no entanto, que o transtorno é mais comum em crianças sob risco psicossocial (famílias com más condições socioeconômicas, presença de doença mental ou uso de drogas nos cuidadores). A forma desinibida é muito comum em crianças cronicamente institucionalizadas ou que mudaram com frequência de cuidadores nos primeiros anos de vida.[1,7,10]

CONSIDERAÇÕES ETIOLÓGICAS

O desenvolvimento da criança é dependente de relações afetivas suficientes com seus cuidadores (discutidas no Capítulo 3, onde é definido o conceito de apego – *attachment*).[6,8] O transtorno reativo de apego é consequência de cuidados patológicos na primeira infância. Muito comumente, o problema está relacionado a maus-tratos: abuso físico e psicológico ou negligência.[1,6-8]

Múltiplos fatores podem contribuir para o surgimento do problema. Na criança, a presença de temperamento difícil e perturbações no desenvolvimento (deficiências, doenças crônicas, etc.) aumenta o risco. Nos pais, problemas como deficiência intelectual, histórias de privação e violência na infância, falta de apoio social, isolamento ou pouca idade (pais adolescentes) devem ser considerados.[1,6-8]

DIAGNÓSTICO DIFERENCIAL

Em contraste com os portadores de transtornos de apego, crianças com transtorno do espectro autista ou deficiência intelectual se encontram alertas, ativas, bem alimentadas, bem cuidadas, com peso e altura adequados para a idade. Além disso, se removidas do ambiente, não apresentam melhora do comportamento, como frequentemente ocorre nos casos de transtornos reativos do apego.[1,7,10]

Crianças com transtorno hipercinético e quadros maníacos podem apresentar sociabilidade indiscriminada, mas outras características dos quadros de base estão presentes, permitindo o diagnóstico correto. Crianças tímidas e ansiosas podem ficar inibidas diante de estranhos, mas mantêm um relacionamento normal com seus cuidadores.[1,7,10]

CURSO E PROGNÓSTICO

Estudos de acompanhamento mostram que crianças com a forma inibida do transtorno tendem a normalizar o comportamento se colocadas sob cuidados adequados.[1,6,10]

A forma desinibida tende a persistir por anos, mesmo se a criança é transferida para um ambiente mais saudável. Ao longo do tempo, há uma tendência a problemas de relacionamento social. Na vida adulta, podem surgir transtornos de personalidade.[1,6,10]

O prognóstico está diretamente relacionado à duração e à intensidade dos cuidados patológicos, podendo oscilar do desenvolvimento relativamente normal à morte. Por esse motivo é fundamental que a intervenção seja a mais precoce possível.[1,6,10]

TRATAMENTO

Uma vez reconhecido o problema, a primeira providência é garantir a segurança da criança. Uma avaliação cuidadosa do contexto familiar deve ser realizada. Por vezes, é necessária a hospitalização, para retirar a criança de um ambiente de risco. No caso do reconhecimento de maus-tratos, as instâncias judiciais competentes devem ser notificadas (Conselhos Tutelares, Juizados da Infância, etc.).[1,5-7,10]

A criança deve ser avaliada por uma equipe multidisciplinar. Patologias físicas e condições como desnutrição devem ser reconhecidas e tratadas. É necessário acompanhamento psicológico.[1,5-7,10]

Medidas psicoterapêuticas e educacionais devem ser instituídas para a família, no intuito de recuperá-la para que possa fornecer os cuidados adequados à criança. Recursos de apoio comunitários e dentro da própria família devem ser buscados. É fundamental avaliar outras crianças da família, que também estão sob risco. Finalmente, na possibilidade de a criança retornar à família de base, o acompanhamento contínuo é necessário. Em alguns casos não há recuperação familiar possível, e a criança deverá ser realocada em outra família com recursos de cuidado adequados.[1,5-7,10]

✓ CONCLUSÃO

Os transtornos reativos do apego se caracterizam pela presença de comportamentos sociais desviantes em crianças pequenas (com menos de 5 anos), decorrentes de cuidados francamente patológicos por parte dos responsáveis. A forma com inibição se caracteriza pela presença de hipervigilância, recusa de interações sociais, evitação de contato, resistência a ser confortado, falta de resposta emocional e ambivalência. Na forma desinibida, a criança apresenta sociabilidade indiscriminada, exibindo comportamentos inadequadamente amigáveis com pessoas estranhas.

O transtorno reativo do apego é consequência de cuidados patológicos na primeira infância, muito comumente se associando a maus-tratos: abuso físico e psicológico ou negligência. Medidas psicoterapêuticas e educacionais devem ser instituídas para a família, no intuito de recuperá-la para que possa fornecer os cuidados adequados à criança.

Às vezes, por medida de segurança, a criança tem de ser afastada da família.

REFERÊNCIAS BIBLIOGRÁFICAS

1. Hauck M, Gleason MM, Zeanah CH. Reactive attachment disorder and disinhibited social engagement disorder. In: Sadock BJ, Sadock V, Ruiz P. Kaplan and Sadock's Comprehensive Textbook of Psychiatry. 10.ed. Philadelphia: Wolters Kluwer, 2017. p. 3662-7.
2. American Psychiatric Association. Diagnostic and Statistical Manual of mental disorders. Washington: American Psychiatric Association, 2013.
3. World Health Organization. International Classification of Diseases (ICD-11). Geneva: WHO, 2018. Disponível em: www.who.int/classifications/icd/en/. Acessado em: 14 nov. 2018.
4. Cheng K, Myers M. Child and adolescent psychiatry: the essentials. 2.ed. Philadelphia: Wolters Kluwer/Lippincott Williams & Wilkins, 2011.
5. Goodman R, Scott S. Child and adolescent psychiatry. 3.ed. Oxford: Wiley-Blackwell, 2012.
6. Marcelli D. Enfance et Psychopathologie. 10.ed. Issy-les-Moulineux: Elsevier-Masson, 2016.
7. Martin A, Bloch MH, Volkmar F (eds.). Lewis's child and adolescent psychiatry: a comprehensive textbook. 5.ed. Philadelphia: Wolters Kluwer/Lippincott Williams & Wilkins, 2018.
8. Ajuriaguerra J. Manuel de psychiatrie de l'enfant. 2.ed. Paris: Masson, 1980.
9. Dulcan M. Dulcan's Textbook of Child and Adolescent Psychiatry. 2.ed. Arlington: American Psychiatric Association, 2016.
10. Thapar A, Pine D (eds.). Rutter's child and adolescent psychiatry. 6.ed. Oxford: Wiley & Sons, 2015.

16

DÉFICIT DE ATENÇÃO E HIPERATIVIDADE

OBJETIVOS

✓ Familiarizar o pediatra com os problemas que envolvem a atenção e a hiperatividade motora.
✓ Entender que nem toda dificuldade de atenção ou comportamento hiperativo é sinal de TDAH.
✓ Conhecer o TDAH e seus subtipos.
✓ Distinguir o TDAH de outros quadros psiquiátricos e de situações não patológicas.

INTRODUÇÃO

Problemas de atenção e comportamento hiperativo podem ter causas e significados diversos, relacionados a fatores psicológicos, biológicos, familiares, escolares e socioculturais. Nem todos têm caráter patológico, podendo ser reativos, temporários e relacionados às circunstâncias de vida da criança. Os casos persistentes e intensos vêm sendo nomeados de transtorno do déficit de atenção/hiperatividade (TDAH).

Ao contrário da tendência atual de pensar primeiro em TDAH e definir o diagnóstico e o tratamento de modo rápido, recomenda-se que problemas psicossociais e outros quadros psiquiátricos sejam inicialmente descartados. Assim, o melhor é considerar o TDAH como diagnóstico de exclusão, reservando-o para condições prolongadas que têm impacto significativo na vida da criança e do adolescente.

DEFINIÇÃO

Definido pela tríade composta por desatenção, hiperatividade e impulsividade, o TDAH abrange três apresentações: uma predominantemente desatenta, uma predominantemente hiperativa/impulsiva e uma combinada.[1] Essa variedade sindrômica, somada à frequente associação com outros quadros disruptivos e problemas emocionais, de linguagem e aprendizado, contribui para uma grande heterogeneidade clínica. Como os comportamentos que caracterizam o transtorno também podem ser encontrados, em frequência, duração e intensidade menores, em crianças normais, é preciso que o pediatra esteja precavido contra possíveis falsos-positivos, evitando a medicalização de problemas escolares e a iatrogenia daí decorrente.

APRESENTAÇÃO CLÍNICA

A apresentação predominantemente desatenta se caracteriza pela hipotenacidade (redução na capacidade de manter o foco da atenção por períodos prolongados) e pela hipervigilância (exacerbação na mudança do foco atentivo). Entretanto, em algumas situações muito atrativas para a criança (como jogos em *videogame* ou computadores), a tenacidade pode estar presente, e essa aparente incongruência leva alguns autores a falarem de inconstância em vez de déficit de atenção.[2] Essas crianças podem se apresentar hipoativas, lentas e retraídas socialmente; costumam demonstrar esquecimentos ou distraibilidade por estímulos externos ou pensamentos alheios à tarefa que estão desempenhando; perdem objetos com frequência; evitam ou resistem a se envolver em atividades que exijam esforço mental sustentado; cometem erros em tarefas por desatenção a detalhes e não conseguem seguir instruções longas ou terminar suas tarefas escolares.

Na apresentação predominantemente hiperativa/impulsiva, as crianças costumam ser inquietas, com a tendência de estarem sempre em movimento, tendo dificuldades para permanecerem sentadas (p.ex., na escola, igreja, etc.) ou, se sentadas, se remexem em excesso. Podem se mostrar inadequadas, falam em demasia, interrompem as conversas alheias, agem sem pensar e não conseguem aguardar sua vez. Têm pequena capacidade de planejamento e de adequar o seu comportamento ao que é esperado em uma dada situação. Tendem a apresentar problemas na motricidade fina, podendo mostrar-se desajeitadas ou desastradas.

Na apresentação combinada, podem aparecer quaisquer dos comportamentos citados, e o funcionamento global da criança costuma estar mais prejudicado. Assim, há maior chance de haver comprometimento do desempenho escolar.[1,3]

O diagnóstico de TDAH deve ser feito com muita cautela antes dos 5 anos, pois até essa idade há normalmente uma atividade motora aumentada. Apenas metade dos pré-escolares mais hiperativos e disruptivos será diagnosticada com TDAH quando chegar aos 6 anos de idade.

Além disso, o diagnóstico só deve ser considerado caso os comportamentos estejam presentes em várias situações ou ambientes (não se aplicando se a criança só apresentá-los em casa ou só na escola) e quando levam a problemas importantes na vida acadêmica ou social. Se não for o caso, talvez seja mais útil centrar as investigações nas circunstâncias do meio escolar ou familiar que possam estar contribuindo para os problemas apresentados, ou mesmo pensar em outro diagnóstico mais adequado.

EPIDEMIOLOGIA

Embora as taxas médias de prevalência geralmente se encontrem em torno de 5%, os achados epidemiológicos citados na literatura mostram ampla variação (de 1,9 a 14, 4%, ou mais), o que pode refletir fatores metodológicos e etários, mas também socioeconômicos e culturais. O quadro é mais comumente identificado em classes mais baixas, em habitantes dos centros urbanos e em crianças criadas em instituições, atestando a influência de variáveis socioambientais nos comportamentos disruptivos infantis.[3,4]

De um modo geral, o transtorno predomina no sexo masculino, na proporção média de 3 meninos para cada menina. A forma combinada é a mais comum, correspondendo a pouco mais da metade dos casos de TDAH. Há maior representação de meninos nos subtipos hiperativo e combinado, mas no subtipo desatento costuma haver ligeiro predomínio do sexo feminino.[3,5]

CONSIDERAÇÕES ETIOLÓGICAS

Como é um quadro heterogêneo, a etiologia do TDAH é necessariamente multifatorial. Fatores biológicos poligenéticos (alguns dos genes candidatos envolvem os sistemas dopaminérgicos e serotoninérgicos), neurológicos (estudos de neuroimagem sugerem alterações no córtex pré-frontal, gânglios da base e cerebelo) e ambientais (envolvendo complicações pré, peri e neonatais, exposição à nicotina na vida intrauterina, entre outros)[3] interagem com variáveis socioeconômicas, com a personalidade e com fatores psicodinâmicos na construção das especificidades de cada caso.[6,7]

Para além desses fatores, é possível relacionar o interesse atual pelo TDAH com as exigências cada vez maiores e mais complexas que nossa sociedade impõe sobre as crianças. Em um mundo que valoriza o desempenho e a eficácia desde os primeiros anos de vida, espera-se que as crianças tenham tenacidade e auto-controle, mas também que estejam sempre prontas a mudar o foco da atenção quando necessário ou solicitado. A escola torna-se o principal palco em que essas demandas se realizam e, nos critérios do TDAH, nota-se o quanto ele é um "diag-nóstico escolar" – para escapar dele, é preciso manter-se sentada na sala de aula, sem se mexer ou falar em excesso, não perder os materiais, acompanhar a tarefa até o fim, sem se dispersar. Vale questionar se a falha em atingir esses objetivos seria sempre sinal de um "transtorno" a ser localizado na criança, independente do contexto psicossocial.[4,5]

DIAGNÓSTICO DIFERENCIAL

- Transtornos ansiosos e depressivos: a inquietude e a dificuldade em manter a atenção podem ser consequências de um quadro ansioso ou depressivo. Uma anamnese cuidadosa, observando a fenomenologia predominante, escutando o mal-estar da criança e pesquisando a sequência do surgimento dos sintomas é útil para diferenciar esses quadros do TDAH;[3,8]
- Transtorno bipolar: apesar da tendência crescente a se fazer esse diagnóstico em crianças, o transtorno bipolar é bem menos frequente nessa faixa etária, e o caráter cíclico ou recorrente (e não permanente) dos episódios maníacos e depressivos pode ajudar a esclarecer o diagnóstico;[8,9]
- Transtornos do espectro autista: as dificuldades graves na interação social, na comunicação e as restrições no repertório de interesses e atividades são marcas específicas dos quadros desse espectro, e não estão presentes no TDAH;[3,9]
- Outras condições médicas: problemas de audição ou visão, medicamentos (como os esteroides, anti-histamínicos, teofilina, simpaticomiméticos e o fenobarbital), abuso de substâncias e hipertireoidismo podem mimetizar sintomas de hiperatividade ou desatenção;
- Normalidade, hiperatividade e desatenção específicas: não é fácil distinguir o chamado TDAH "leve" ou "limítrofe" de situações que não merecem ser classificadas como patológicas. A tendência a mudar o foco da atenção e a intensa movimentação motora são comuns e muitas vezes desejáveis e adap-tativas na infância, especialmente em crianças pequenas – crianças hipoativas e hipertenazes não são necessariamente mais saudáveis psiquicamente. Por outro lado, o déficit de atenção que aparece exclusivamente nas tarefas aca-dêmicas e a hiperatividade que só aparece em casa ou na presença dos pais são provavelmente relacionados com fatores psicossociais específicos, que devem ser investigados.

COMORBIDADES

- Transtorno de conduta/transtorno desafiador opositivo: é muito comum que se encontrem crianças que apresentam características de hiperatividade e comportamento desafiador ou transgressor. Antes de atribuir à criança dois diagnósticos, deve-se identificar o quadro que predomina e avaliar se as demais características não seriam secundárias, temporárias ou circunstanciais. Além disso, como a impulsividade é um dos elementos comuns a esses transtornos e ao TDAH, a "comorbidade" pode ser um problema da classificação diagnóstica, não da criança. De toda forma, a associação com os transtornos de conduta, especialmente os mais graves, indica pior prognóstico, particularmente quanto ao uso de álcool e drogas ilícitas e atos antissociais na adolescência e vida adulta;[8,9]
- Transtorno bipolar: como grande parte das crianças com esse diagnóstico também preenche critérios para TDAH, a "comorbidade", novamente, pode ser um artifício do sistema diagnóstico. Assim, o pediatra deve priorizar o diagnóstico diferencial entre ambos, antes de pensar na possibilidade de os dois diagnósticos coexistirem. Um quadro maníaco, se presente, poderia aumentar a intensidade de episódios impulsivo-agressivos, tornando a criança mais inadequada e com pior prognóstico;[3,8]
- Transtornos de tiques/Tourette: em pouco mais da metade das crianças com transtorno de Tourette ou outros tiques também são encontrados sintomas de TDAH. Naquelas em que o diagnóstico principal é o TDAH, tiques também são encontrados, mas em menor frequência;[3,9]
- Transtornos de aprendizagem e transtornos de linguagem: é uma associação comum, mas de significado e magnitude controversos (a comorbidade entre transtornos de aprendizagem e TDAH, por exemplo, pode variar entre 10 e 95%, dependendo da metodologia e da definição dos quadros). Tal associação parece ser mais comum com as formas desatentas ou combinadas do que com a forma hiperativo-impulsiva;[3,8,9]
- Deficiência intelectual (retardo mental) e autismo: comportamento hiperativo é muito mais comum em crianças com retardo do que naquelas sem deficiência intelectual. Da mesma forma, a criança com autismo pode apresentar agitação motora e desatenção, de modo permanente ou episódico. Deve-se tentar entender esses sintomas no contexto do próprio retardo ou autismo, em vez de realizar um diagnóstico adicional de TDAH.[3,9]

CURSO E PROGNÓSTICO

Assim como ocorre em outros quadros, as manifestações do TDAH costumam se modificar à medida que a criança cresce. De um modo geral, a hiperatividade é a característica mais marcante na fase pré-escolar de crianças com o transtorno. No período escolar, a desatenção passa a despontar como a principal queixa feita por pais ou educadores. Existem dúvidas se essa variação seria característica do próprio transtorno ou reflexo das maiores demandas de atenção feitas à criança a partir da fase de alfabetização escolar.

Metade a 2/3 dos sujeitos continuam a apresentar sintomatologia do transtorno na adolescência e vida adulta, podendo haver diminuição da hiperatividade manifesta (por vezes dando lugar a sentimentos mais internalizados de inquietude), com predominância da desatenção, impulsividade e dificuldades de planejamento e organização. A forma combinada do transtorno é a que apresenta maior estabilidade no decorrer da vida.[10-12]

TRATAMENTO

O manejo do TDAH envolve estratégias psicológicas, medicamentosas e educacionais, como descrito na Tabela 1.[3,4,9,13] A combinação dessas estratégias é mais útil e eficaz que o uso isolado da terapêutica psicofarmacológica. A medicação costuma ser útil tanto para a desatenção como para a hiperatividade e geralmente facilita o manejo psicológico e escolar, mas é preciso avaliar se há efeitos colaterais e periodicamente reavaliar a necessidade de sua manutenção.

Tabela 1 Tratamento do TDAH[3,4,9,13]

Estratégias psicológicas	Psicoterapia individual, grupal ou familiar: podem ter como objetivos maior *insight* sobre o padrão de dificuldades, aprendizagem de estratégias para solucionar problemas, mudança de comportamentos e manejo da frustração, pactuação de regras, aquisição de habilidades sociais, melhora na comunicação e diminuição dos conflitos em casa, junto com o esclarecimento aos pais e ao paciente sobre a natureza dos sintomas e a negociação em relação a organização e rotinas domésticas
Estratégias medicamentosas	Estimulantes: metilfenidato, em suas apresentações de curta duração (Ritalina®) e longa duração (Ritalina® LA e Concerta®) costuma ser a droga de escolha. A lisdexanfetamina (Venvanse) é outra opção Imipramina (Tofranil®): além da redução da hiperatividade, também pode levar a melhora do humor disfórico, quando presente Clonidina (Atensina®): usada principalmente quando há tiques associados ao TDAH
Estratégias educacionais	Envolvem a orientação aos professores sobre o problema e a adequação do ambiente escolar às necessidades do aluno. Isso pode incluir mudanças em seu posicionamento na sala, de modo a diminuir sua distraibilidade, auxílio para a organização do material escolar, flexibilidade no tempo das provas e demais tarefas, explicação diferenciada das matérias e dos enunciados das questões. As crianças geralmente se beneficiam de turmas menores; "salas de recursos" e "mediadores" podem ser necessárias para os casos mais graves

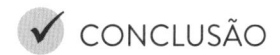 CONCLUSÃO

Os excessos de atividade motora e as dificuldades em manter o foco de atenção têm naturezas diversas, incluindo variações da normalidade sem caráter patológico, reações temporárias da criança a circunstâncias de seu ambiente escolar e familiar, ou transtorno do déficit de atenção e hiperatividade. O TDAH corresponde a um quadro persistente e de impacto considerável na vida da criança ou adolescente, abrangendo a apresentação predominantemente desatenta a predominantemente hiperativa/impulsiva e a combinada.

Conhecer os diagnósticos diferenciais é essencial, pois há diversos quadros que podem mimetizar ou levar, secundariamente, a hiperatividade ou dificuldades de atenção. Para evitar a medicalização de problemas escolares, recomenda-se considerar o TDAH como diagnóstico de exclusão, reservando-o para condições mais graves e duradouras, após descartar que o quadro da criança seja consequência de fatores pedagógicos ou psicossociais, ou que a desatenção e inquietude façam parte de outro transtorno mental. O manejo do TDAH envolve a combinação de estratégias psicológicas, medicamentosas e educacionais.

REFERÊNCIAS BIBLIOGRÁFICAS

1. American Psychiatric Association. Manual diagnóstico e estatístico de transtornos mentais: DSM-5. Porto Alegre: Artmed, 2014.
2. Halowell E, Ratey J. Tendência à distração. Rio de Janeiro: Rocco, 1999.
3. Sonuga-Barke EJS, Taylor E. ADHD and hyperkinetic disorder. In: Thapar A et al. (eds.). Rutter's child and adolescent psychiatry. 6.ed. Oxford: Wiley-Blackwell, 2015. p.738-56.
4. Diller L. Running on Ritalin: a physician reflects on children, society and performance in a pill. New York: Bathan Books, 1998.
5. Lima RC. Somos todos desatentos? O TDAH e a construção de bioidentidades. Rio de Janeiro: Relume-Dumará, 2005.
6. Silva VA. Psicodinâmica. In: Louzã-Neto MR et al. TDAH ao longo da vida. Porto Alegre: Artmed, 2010. p.126-45.
7. Marcelli D, Cohen D. Infância e psicopatologia. 8.ed. Porto Alegre: Artmed, 2010.
8. Nakamura L, Reveles LTG, Andrade ER. Comorbidades e diagnóstico diferencial: crianças e adolescentes. In: Louzã-Neto MR et al. TDAH ao longo da vida. Porto Alegre: Artmed, 2010. p.173-83.
9. Goodman R, Scott S. Child and adolescent psychiatry. 3.ed. Oxford: Wiley-Blackwell, 2012.
10. Shayer BPM et al. Curso e prognóstico. In: Louzã-Neto MR et al. TDAH ao longo da vida. Porto Alegre: Artmed, 2010. p.246-64.
11. Stubbe D. Psiquiatria da infância e adolescência. Porto Alegre: Artmed, 2008.
12. Frick PJ, Kimonis ER. Externalizing disorders of childhood. In: Maddux JE, Winstead BA. Psychopathology: foundations for a contemporary understanding. 2.ed. New York, London: Routledge, 2008.
13. Klykylo WM. Green's child and adolescent clinical psychopharmacology. 5.ed. Philadelphia: Lippincott Williams & Wilkins, 2014.

17

TRANSTORNOS DE CONDUTA

 OBJETIVOS

✓ Permitir uma compreensão abrangente das condutas disfuncionais e antissociais na infância e adolescência, levando em consideração não apenas variáveis individuais, mas familiares, culturais e socioeconômicas.
✓ Apresentar o conhecimento acumulado no campo psiquiátrico a respeito do transtorno de conduta e do transtorno desafiador de oposição.
✓ Abordar os transtornos de conduta de modo interdisciplinar, integrando ao campo médico outras áreas de conhecimento e intervenção.

INTRODUÇÃO

O pediatra escuta, com muita frequência, pais ou outros responsáveis se queixarem de crianças e adolescentes que não obedecem, são agressivos, destruidores, resistentes e desafiadores. Pode ser tentador, nessas situações, aplicar imediatamente ao paciente o diagnóstico de transtorno de conduta. No entanto, essa categoria muitas vezes oculta problemas familiares ou sociais que são determinantes para a produção daquele padrão disfuncional de conduta. Assim, recomenda-se cautela no uso desse diagnóstico, pois esses problemas de comportamento nem sempre apontam para um transtorno mental maior.

DEFINIÇÃO

O grupo dos transtornos de conduta envolve a presença de atos antissociais, desafiadores ou agressivos que não são eventuais ou circunstanciais, mas frequentes e persistentes (presentes há 6 ou 12 meses), colocando em xeque a capacidade da criança ou do jovem de se portar dentro de regras morais de seu meio cultural e prejudicando enormemente sua inserção na família, na escola e na comunidade em geral.[1]

ASPECTOS CARACTERÍSTICOS

Os dois quadros principais são o transtorno de conduta (TC) propriamente dito e o transtorno desafiador de oposição (TDO). O TC envolve comportamentos ameaçadores, cruéis ou agressivos dirigidos a pessoas ou animais, danos à propriedade (como incêndio, arrombamento ou destruição), roubos, trapaças, fugas de casa e outras violações de regras. Pode, além disso, estar ou não associado a características psicológicas como falta de remorso, culpa e empatia ou expressão afetiva superficial.[1,2]

O TDO é geralmente identificado em crianças menores (menos de 9 anos de idade), as quais, em vez de condutas antissociais e violentas graves, costumam demonstrar recusa em obedecer a regras impostas pelos adultos, postura desafiadora ou hostil, comportamento incômodo deliberado, associados também a raiva ou irritabilidade e humor ressentido ou vingativo.[2,3] Como comentado, esses "sintomas" não implicam necessariamente a presença de um transtorno mental na criança, muitas vezes sinalizando problemas psicossociais ou familiares mais abrangentes.

A CID-10 (OMS) destaca quatro tipos de TC:[4]

- TC restrito ao contexto familiar, em que os problemas são dirigidos aos membros da família nuclear ou habitantes da mesma morada;
- TC socializado, no qual a criança mostra integração satisfatória com seus pares;
- TC não socializado, no qual a criança tende a ser solitária e a ter poucas relações com outras crianças;
- TDO: considerado por alguns um precursor do TC, por outros, um de seus subtipos, havendo também a dúvida se alguns casos não pertenceriam ao grupo dos transtornos de humor. Na CID-11 (2018), o TDO é incluído, ao lado do transtorno de conduta-dissocial, como parte do grupo dos transtornos disruptivos ou dissociais. Nessa classificação, o TDO é dividido entre dois subtipos, com ou sem raiva/irritabilidade crônicas.[5]

EPIDEMIOLOGIA

Pesquisas de prevalência dos TC produzem dados discrepantes, variando entre 2 e 16%, com taxas maiores em adolescentes do que em crianças. Esses quadros são 2 a 3 vezes mais comuns em meninos do que em meninas; além disso, a frequência e a gravidade dos comportamentos são maiores nos primeiros do que nas últimas.[2,3]

CONSIDERAÇÕES ETIOLÓGICAS

Variáveis ambientais, incluindo fatores socioeconômicos, familiares e culturais, desempenham papel de destaque nos TC, sendo mais relevantes que variáveis biológicas. Não atuam como causas diretas dos transtornos, mas como fatores de risco que, associados às características psicológicas da criança, aumentam a probabilidade de sua instalação. O quadro é mais comum em regiões urbanas pobres, em famílias grandes, de baixa renda, em ambiente familiar instável, na presença de doenças mentais graves em parentes e quando há histórico de abuso físico e sexual[2,3,6] (Tabela 1).

Tabela 1 Alguns fatores de risco associados ao TC/TDO[2,3,6]

Ligados ao ambiente social	Desvantagem socioeconômica: pobreza, desemprego, más condições de moradia, apoios sociais precários
	Escolas inadequadas, com turmas grandes e espaços precários, pouca disponibilidade dos professores para dar apoio, ajudar a superar dificuldades e oferecer reforço positivo
Ligados à família	Psicopatologia e criminalidade na família (especialmente pais ou irmão mais velho), incluindo uso abusivo de álcool e outras drogas
	Manejo gravemente inadequado dos filhos, incluindo uso de coerção, punições severas, abuso físico ou sexual, controle excessivo, rejeição, falta de apoio emocional, permissividade e pouca supervisão
	Conflitos e violência doméstica
	Famílias muito grandes
Ligados à criança	Crianças com temperamento difícil, humor negativo, menos adaptáveis, mais impulsivas
	Problemas neuropsicológicos específicos, incluindo de linguagem, de coordenação motora, de raciocínio abstrato e de foco da atenção
	Baixo desempenho intelectual global
	Comportamentos agressivos e resistentes presentes muito precocemente
	Histórico de complicações pré e perinatais
	Transtornos comórbidos

DIAGNÓSTICO DIFERENCIAL E COMORBIDADES

As fronteiras entre os TC e outros transtornos, especialmente o TDAH, não são muito bem definidas, dificultando o diagnóstico diferencial e produzindo uma inflação artificial de comorbidades. Os quadros comórbidos, quando presentes, podem ser consequências dos TC ou fatores de risco para seu desenvolvimento, podendo também advir de algum fator subjacente comum:[1,2,7]

- TDAH: crianças hiperativas ou desatentas não apresentam necessariamente o padrão recorrente de comportamentos antissociais, agressivos, opositivos ou desafiadores dos TC. Contudo, a impulsividade pode estar presente tanto no TDAH quanto nos TC, dificultando a distinção entre ambos. Chega-se a considerar que até 70% das crianças com diagnóstico de TC também têm TDAH – o que pode apontar mais para um problema da classificação do que da criança. A comorbidade, se presente, pode levar a piora no prognóstico;
- Transtorno de ajustamento: pode ser o diagnóstico mais adequado quando os problemas de comportamento se iniciam logo após a criança passar por uma situação estressora (como morte na família, abuso físico ou sexual, divórcio dos pais) e não persistem por mais de 6 meses;
- Abuso e dependência de substâncias: sua presença se associa a quadros de TC mais persistentes;
- Depressão: sintomas depressivos podem estar presentes em até 1/3 dos casos de TC;
- Transtorno de leitura: cerca de 1/3 das crianças com TC também apresenta transtorno específico de leitura;
- Deficiência intelectual (retardo mental): baixo QI está associado a pior prognóstico.

O diagnóstico de TC, mais que qualquer outro, tem como referência a expectativa coletiva de obediência de certas regras de conduta em sociedade. Assim, o comportamento disruptivo da criança pode estar "adequado" ao padrão do meio cultural ao qual ela pertence, mas distante do ideal de conduta presente no profissional que a avalia. Dessa forma, o pediatra deve investigar se trata-se de um caso de psicopatologia ou de uma variante cultural aceita na comunidade em que vive a criança.

CURSO E PROGNÓSTICO

A agressividade é um elemento presente no desenvolvimento normal das crianças; além disso, à medida que elas vão crescendo e ganhando autonomia, posturas opositoras em relação aos adultos são esperadas. Nada disso aponta necessariamente para uma patologia.

A variação na evolução dos casos de TC é ampla, dificultando a realização de prognósticos definitivos e desestimulando "profecias" pessimistas ou catastróficas sobre o futuro do paciente. Vale ressaltar que, ao contrário de projetos higienistas antigos ou modernos, escapa ao alcance da medicina a prevenção da criminalidade ou delinquência futura.

É pouco comum que um pré-adolescente manifeste um TC típico sem antes já ter apresentado sinais de TDO – o qual, como já comentado, aparece em crianças menores. Entretanto, boa parte das crianças com TDO não evolui para transtornos de conduta mais sérios, e menos da metade dos pacientes com TC vai mostrar persistência dos sintomas quando reavaliado na juventude ou vida adulta – cerca de 1/3 desenvolve personalidade antissocial.[1,3]

Crianças que apresentam traços de insensibilidade e baixa expressão emocional representam um grupo de maior estabilidade nosológica futura e que comete atos mais agressivos. A manutenção do quadro de TC em direção à adolescência e maturidade também é maior em homens e no subgrupo que manifesta problemas mais graves e crônicos. Na idade adulta, os homens tendem a apresentar uma continuidade dita homotípica, apresentando sintomas semelhantes ao que apresentavam na infância e adolescência. As mulheres, por outro lado, tendem a apresentar uma continuidade heterotípica, com menos agressividade e mais sintomas emocionais ou transtornos de personalidade.[2]

De um modo geral, os casos mais graves e de pior prognóstico são aqueles nos quais os comportamentos disruptivos são variados, frequentes, sérios e ocorrem em diferentes situações. O fator mais consistente associado à maior gravidade e pior evolução costuma ser a precocidade do início do quadro, de modo que outra divisão proposta (adotada pelo DSM-5 e pela CID-11) é a de TC com início na infância e TC com início na adolescência.[5,8] Esse último grupo, comparado com o primeiro, tende a menor probabilidade de condenações judiciais no futuro e, quando ocorrem, os atos que as justificaram foram menos violentos.

O baixo nível socioeconômico, a presença de transtorno psiquiátrico ou criminalidade nos pais e a hostilidade e desarmonia familiares focadas na criança também são ligados a um pior prognóstico.[1,3]

TRATAMENTO

Entende-se por tratamento dos TC uma série de intervenções interdisciplinares, das quais o pediatra é parte. Contudo, boa parte do manejo desses casos é realizada por profissionais e equipamentos de fora do campo clínico, como aqueles da justiça, direitos da criança, assistência social ou educação. Reduzir a abordagem dessas situações apenas ao binômio "medicação-psicoterapia" e negligenciar os diversos fatores socioeconômicos presentes é passo certo na direção do fracasso.

O manejo desses casos é sempre difícil e, como ressaltado anteriormente, não visa à prevenção da criminalidade futura, mas à melhora da qualidade de vida atual do jovem e de quem vive com ele. Para alcançar esse objetivo é preciso definir metas realistas e possíveis, muitas vezes longe do ideal de total retidão moral, obediência irrestrita e submissão completa às regras de comportamento bem adaptado. O profissional deve saber lidar com a própria frustração, pois é comum que o paciente não cumpra o que foi combinado ou recaia nos comportamentos antissociais. O jovem com esse tipo de problemas está o tempo todo testando o ambiente, e o médico ou terapeuta precisam manejar e compreender as condutas transgressoras, ajudando o paciente a superá-las.[6,9]

O tratamento deve ter foco simultâneo na criança ou jovem (incluindo a escuta sem preconceitos e a repactuação constante de metas e objetivos), na família (aconselhamento e orientação dos pais para melhor manejo do filho) e na comunidade (ajudando a evitar o absenteísmo e abandono escolares, por exemplo).[2,3] Como ressaltado, a integração com a assistência social, conselhos tutelares e varas da infância e juventude é fundamental, pois muitas das intervenções necessárias estão além do alcance do médico.

Os profissionais da psicologia e psiquiatria, assim como os serviços de saúde mental, também têm papel importante no trabalho com essa clientela, especialmente se há ocorrência associada de hiperatividade, sintomas depressivos ou abuso de substâncias. Psicoterapia individual, terapia de família e uso de psicofármacos (principalmente para os quadros comórbidos) podem ter seu lugar, embora, na maioria dos casos, os efeitos das medicações sobre os problemas de conduta sejam muito modestos.

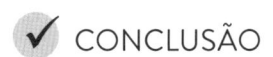 CONCLUSÃO

Nem toda conduta antissocial ou disfuncional é sinônimo de transtorno de conduta, pois muitas vezes fatores socioeconômicos são mais relevantes do que fatores psicopatológicos na determinação dos comportamentos problemáticos. Mesmo quando o diagnóstico é pertinente, não se deve deixar de levar em consideração as variáveis familiares, sociais, econômicas e culturais, ao lado das características individuais da criança ou adolescente.

As apresentações principais dos transtornos de conduta são o TC estrito senso e o transtorno desafiador de oposição (TDO). O manejo dos transtornos de conduta envolve ações interdisciplinares, abrangendo o campo clínico (pediatra, psicólogo, psiquiatra), mas também educação, justiça, direitos da criança e assistência social.

REFERÊNCIAS BIBLIOGRÁFICAS

1. Scott S. Oppositional and conduct disorders. In: Thapar A et al. (eds.). Rutter's child and adolescent psychiatry. 6.ed. Oxford: Wyley, 2015. p.913-30.

2. Goodman R, Scott S. Child and adolescent psychiatry. 3.ed. Oxford: Wiley-Blackwell, 2012.
3. Stubbe D. Psiquiatria da infância e adolescência. Porto Alegre: Artmed, 2008.
4. Organização Mundial da Saúde (OMS). Classificação de Transtornos Mentais e de Comportamento da CID-10: descrições clínicas e diretrizes diagnósticas. Porto Alegre: Artes Médicas, 1993.
5. World Health Organization (WHO). ICD 11. International Classification of Diseases. 11th revision. Disponível em: https://icd.who.int/. Acessado em: 9 nov. 2018.
6. Marcelli D, Cohen D. Infância e psicopatologia. 8.ed. Porto Alegre: Artmed, 2010.
7. Frick PJ, Kimonis ER. Externalizing disorders of childhood. In: Maddux JE, Winstead BA. Psychopathology: foundations for a contemporary understanding. 2.ed. New York, London: Routledge, 2008.
8. American Psychiatric Association. Manual diagnóstico e estatístico de transtornos mentais: DSM-5. Porto Alegre: Artmed, 2014.
9. Winnicott D. A tendência anti-social. In: Winnicott D. Da pediatria à psicanálise: obras escolhidas. Rio de Janeiro: Imago, 2000. p.406-16.

18

TRANSTORNOS DO SONO

 OBJETIVO

✓ Apresentar os transtornos do sono, enfatizando os aspectos de diagnóstico, epidemiologia, etiologia, curso, prognóstico e tratamento.

INTRODUÇÃO – O SONO NORMAL

O sono é um comportamento universal, presente tanto em animais como em humanos. Embora as funções do sono não estejam inteiramente esclarecidas, sabe-se que sua manutenção é essencial para a vida. A privação prolongada de sono pode levar a sérias perturbações físicas e mentais.[1-9]

O sono normal é dividido em duas fases: a fase REM (*rapid eye movement* – movimento rápido dos olhos) e a fase não REM. A fase não REM se subdivide em quatro estágios, correspondentes ao nível de aprofundamento do sono.[1]

O sono REM se caracteriza pelo traçado eletroencefalográfico semelhante ao de vigília, pelo aumento da pressão arterial, da frequência cardíaca e da frequência respiratória, pela inibição tônica da musculatura esquelética, pelo movimento rápido dos olhos e pela presença de sonhos.[1-9]

Um adulto normal demora de 15 a 20 minutos para adormecer (latência do sono). Nos próximos 45 minutos, o sono se aprofunda, passando do estágio I até o estágio IV (o sono mais profundo, quando é mais difícil acordar o indivíduo). Após 45 minutos no estágio IV (aproximadamente 90 minutos do adormecimento), sobrevém a primeira fase REM. Ao longo da noite, o sono não REM se alterna com o sono REM. Os estágios III e IV tendem a desaparecer e há predomínio do sono REM com o passar das horas. Em adultos, em torno de 20% do sono corresponde à fase REM. Alguns breves despertares são comuns ao longo da noite.[1-9]

Recém-nascidos dormem uma boa parte do dia, com episódios de sono distribuídos pelas 24 horas. Cinquenta por cento do sono corresponde à fase REM. Ao longo dos primeiros anos, o sono se organiza com a diminuição das horas de sono diárias e a concentração progressiva no período da noite. O padrão de sono adulto é atingido na adolescência.[1-9]

A regulação do ciclo sono-vigília ocorre gradualmente, dependendo da maturação do sistema nervoso central e da interação da criança com seus cuidadores. Como em outros aspectos do desenvolvimento da autorregulação na criança, a organização do sono depende da interação complexa de fatores de diversas ordens.[1-4]

Fatores constitucionais da criança, como o temperamento e as condições de saúde física e mental, são tão importantes quanto aspectos dos pais (saúde física e mental, hábitos, crenças, conflitos familiares, presença ou ausência de redes de apoio sociais, experiências com os próprios pais na infância e outros).[1-4]

AVALIAÇÃO DO SONO

A avaliação de problemas do sono deve iniciar com uma história cuidadosa, por meio da coleta de informações sobre os hábitos de sono da criança ou do adolescente e da família, do início das dificuldades, sua frequência e suas características. A polissonografia, realizada em laboratórios especializados, pode completar a avaliação.[1,4,6]

EPIDEMIOLOGIA

A prevalência de transtornos de sono em crianças e adolescentes se situa em uma faixa de 0,2 a 7,8%. Queixas sobre dificuldades com o sono dos filhos são bem mais frequentes na prática pediátrica (em torno de 30%).[1,4,8,9] Informações epidemiológicas mais específicas sobre os diversos problemas de sono se encontram na próxima seção.

PERTURBAÇÕES DE SONO: ASPECTOS CARACTERÍSTICOS E CONDUTA

Problemas de sono podem ser primários ou secundários a doenças físicas, uso de drogas e medicações ou problemas psiquiátricos. São quatro os principais tipos de apresentação clínica:

1. Dificuldade de adormecer ou de continuar dormindo (insônia).
2. Sonolência excessiva ao longo do dia (hipersonia).
3. Perturbações do ritmo circadiano de sono e vigília.
4. Eventos anormais durante o sono (parassonias – terror noturno, pesadelos, sonambulismo, etc.).[1-6]

A insônia pode ter diversas origens, dependentes da etapa do desenvolvimento. No primeiro ano, quando o sono ocorre de forma descontínua, pais ansiosos podem tornar o despertar noturno um hábito, ao retirar a criança do berço, em vez de deixá-la adormecer novamente. A partir do segundo ano, período em que são comuns a recusa de ir dormir e os rituais, é fundamental estabelecer uma rotina de horários e de preparação para dormir, com a diminuição gradual de estímulos ambientais e de atividades físicas, evitando-se levar a criança que desperta para a cama dos pais. Em crianças mais velhas e adolescentes, a insônia se relaciona a problemas da vida (perdas, separação dos pais, etc.), transtornos de ansiedade, depressão, distúrbios orgânicos e uso de álcool ou drogas.[1-6,8,9]

A hipersonia está associada frequentemente a doenças, uso de medicações ou de drogas e transtornos psiquiátricos, como depressão e quadros de ansiedade. Embora mais rara em crianças que em adultos, a apneia obstrutiva do sono pode estar presente, geralmente ocasionada por aumento de amígdalas e adenoides, obesidade ou estreitamento das vias aéreas. A fragmentação do sono por diversos despertares ocasiona a hipersonia diurna e pode gerar hiperatividade, desatenção e retardo do crescimento (por diminuição da secreção de GH). O tratamento é feito pela resolução dos problemas que causaram a hipersonia.[1-6,8,9]

A narcolepsia tem prevalência de 0,04%, afetando preferencialmente adolescentes e adultos jovens (raramente ocorre na infância). Caracteriza-se por uma tétrade sintomática: sonolência diurna excessiva, cataplexia (perda súbita de tônus postural após emoções intensas), paralisia do sono e alucinações hipnagógicas (no adormecimento). O tratamento é feito com orientação (adoção de horários regulares de dormir e cochilos durante o dia) e medicações (psicoestimulantes e antidepressivos tricíclicos).[1-6,8,9]

O terror noturno afeta 4% da população (com predominância de meninos), iniciando-se entre 4 e 12 anos. Caracteriza-se por episódios breves (em torno de 5 minutos de duração) de despertar súbito, ocorridos nas primeiras 2 horas de sono, no estágio de sono profundo, com ansiedade intensa, hiperatividade autonômica e choro inconsolável, não havendo lembrança pela manhã. Se a criança acorda, mostra-se confusa e desorientada. O tratamento é feito com medidas gerais (despertar a criança antes do horário do episódio por algumas noites) e medicações nos casos mais graves (benzodiazepínicos).[1-6,8,9]

Os pesadelos ocorrem no sono REM, algumas vezes se associando a problemas de vida, ansiedade ou depressão. A criança desperta assustada, relatando o sonho, e pode ser consolada.[1-6,8,9]

O sonambulismo se caracteriza pela realização, durante o sono, de atividades complexas como levantar-se e andar pelo quarto. Se despertado, o indivíduo apresenta-se confuso e desorientado. Ocorre no estágio de sono profundo, nas primeiras horas da noite, não havendo memória do episódio pela manhã. É relativamente comum em crianças e costuma desaparecer com o tempo. Na maioria das vezes, não são necessárias medidas específicas. É importante garantir a segurança da criança, para que não se machuque.[1-6,8,9]

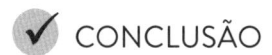 CONCLUSÃO

O sono é um comportamento universal, presente tanto em animais como em humanos. Embora as funções do sono não estejam inteiramente esclarecidas, sabe-se que sua manutenção é essencial para a vida. A avaliação de problemas do sono deve iniciar com uma história cuidadosa.

A prevalência de transtornos de sono em crianças e adolescentes se situa em uma faixa de 0,2 a 7,8%.

A insônia pode ter diversas origens, dependendo da etapa do desenvolvimento. A hipersonia está associada frequentemente a doenças, uso de medicações ou drogas e transtornos psiquiátricos, como depressão e quadros de ansiedade.

Na narcolepsia, há sonolência diurna excessiva, cataplexia (perda súbita de tônus postural após emoções intensas), paralisia do sono e alucinações hipnagógicas. O terror noturno caracteriza-se por episódios breves de despertar súbito, com ansiedade intensa, hiperatividade autonômica e choro inconsolável. Os pesadelos ocorrem no sono REM, algumas vezes se associando a problemas de vida, ansiedade ou depressão. O sonambulismo se caracteriza pela realização, durante o sono, de atividades complexas como levantar-se e andar pelo quarto, havendo necessidade de cuidados para prevenir acidentes.

REFERÊNCIAS BIBLIOGRÁFICAS

1. Hirschkowitz M, Sharafkhaneh A. Sleep disorders. In: Sadock BJ, Sadock V, Ruiz P. Kaplan and Sadock´s comprehensive textbook of psychiatry. 10.ed. Philadelphia: Wolters Kluwer, 2017. p.2083-109.
2. Marcelli D. Enfance et psychopathologie. 10.ed. Issy-les-Moulineux: Elsevier-Masson, 2016.
3. Marcelli D, Braconnier A. Adolescence et psychopathologie. 7.ed. Issy-les-Moulineux: Elsevier-Masson, 2009.
4. Goodman R, Scott S. Child and adolescent psychiatry. 3.ed. Oxford: Wiley-Blackwell, 2012.

5. Ajuriaguerra J. Manuel de psychiatrie de l´enfant. 2.ed. Paris: Masson, 1980.
6. Dulcan M. Dulcan´s textbook of child and adolescent psychiatry. 2.ed. Arlington: American Psychiatric Association, 2016.
7. Cheng K, Myers M. Child and adolescent psychiatry: the essentials. 2.ed. Philadelphia: Wolters Kluwer/Lippincott Williams & Wilkins, 2011.
8. Martin A, Bloch MH, Volkmar F (eds.). Lewis´s child and adolescent psychiatry: a comprehensive textbook. 5.ed. Philadelphia: Wolters Kluwer/Lippincott Williams & Wilkins, 2018.
9. Thapar A, Pine D (eds.). Rutter´s child and adolescent psychiatry. 6.ed. Oxford: Wiley & Sons, 2015.

19

TRANSTORNOS DE ALIMENTAÇÃO

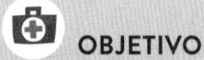
OBJETIVO

✓ Apresentar os transtornos de alimentação, enfatizando os aspectos de diagnóstico, epidemiologia, etiologia, curso, prognóstico e tratamento.

INTRODUÇÃO

Os transtornos de alimentação se caracterizam por perturbações persistentes nos padrões alimentares do indivíduo, frequentemente causando sofrimento, interferindo com a vida e gerando danos à saúde física e mental.[1-11] Estão incluídos no DSM-5 e no capítulo de transtornos mentais, comportamentais e de desenvolvimento da CID-11.[2,3]

TRANSTORNOS DE ALIMENTAÇÃO DA PRIMEIRA INFÂNCIA

Pica

Definição – aspectos característicos

A pica é um transtorno alimentar caracterizado pela ingestão persistente de substâncias não nutritivas, como terra, papel, lascas de pintura, roupas, fezes, cabelos, etc.[1-4] A classificação norte-americana de transtornos mentais (DSM-5) exige que o problema se apresente por pelo menos 1 mês.[2] Comumente se inicia entre 1 e 3 anos de idade, podendo persistir em crianças mais velhas, e até mesmo em adultos, principalmente portadores de deficiência intelectual.[1-4]

Epidemiologia

Ocorre em até 25% de crianças pequenas.[1,4,10]

Considerações etiológicas

O transtorno está relacionado à falta de estimulação por motivos intrínsecos (deficiência intelectual) ou extrínsecos (institucionalização, negligência dos cuidadores). Também pode estar associado a carências nutricionais (deficiência de ferro, vitaminas, etc.).[1,4,10]

Diagnóstico diferencial

A presença de ingestão de substâncias não nutritivas por tempo prolongado caracteriza o distúrbio. Comumente estão presentes outros transtornos mentais como a deficiência intelectual (retardo mental) ou os transtornos reativos do apego.[1,4,10]

Curso e prognóstico

Em crianças pequenas, o quadro geralmente é autolimitado, cessando depois de algum tempo. Em pacientes com deficiência intelectual, principalmente naqueles cronicamente institucionalizados, o transtorno pode se manter até a idade adulta. Pode haver complicações, como intoxicação por chumbo (em crianças que comem lascas de tinta), parasitoses intestinais, infecções e até obstrução intestinal.[1,4,10]

Tratamento

Pacientes com carência afetiva e privação de estímulos respondem bem a intervenções ambientais que proporcionam maior atenção dos cuidadores. Técnicas comportamentais e antidepressivos (em crianças mais velhas, adolescentes e adultos) podem ser utilizados em alguns casos.[1,4,10]

Ruminação

Definição – aspectos característicos

É um transtorno que se caracteriza pela regurgitação e remastigação de comida já engolida. O DSM-5 exige que o problema ocorra por pelo menos 1 mês, após um período de alimentação normal, e que não esteja associado a condições gastrointestinais ou outros problemas médicos.[1,4,10]

Epidemiologia

O transtorno parece ser raro, surgindo em geral antes do primeiro ano de vida. Em pacientes com deficiência intelectual pode surgir em qualquer fase, inclusive na vida adulta.[1,4,10]

Considerações etiológicas

O quadro está relacionado à privação ambiental, seja em lactentes que sofrem de alguma forma de negligência ou em crianças, adolescentes ou adultos com deficiência intelectual, envolvidos em comportamentos de autoestimulação.[1,4,10]

Diagnóstico diferencial

A presença de patologias gastrointestinais deve ser avaliada em todos os casos.[1,4,10]

Curso e prognóstico

O curso é variável. Muitas vezes, com a intervenção ambiental, o quadro cessa. Quadros crônicos podem gerar lesões dentárias.[1,4,10]

Tratamento

A intervenção ambiental com a correção de possíveis fatores de privação de estímulos deve ser instituída o quanto antes. Técnicas comportamentais têm sido usadas com sucesso.[1,4,10]

Outros transtornos de alimentação da primeira infância

Entre os transtornos de alimentação na infância, a recusa e a seletividade excessiva estão associadas geralmente a pais rígidos que causam conflitos com a criança na hora da comida ou a pais excessivamente permissivos. Muitas vezes, a orientação à família resolve o problema.[1,4,7,10]

TRANSTORNOS DE ALIMENTAÇÃO DA ADOLESCÊNCIA

Anorexia nervosa

Definição

A anorexia nervosa é uma condição grave e crônica, em que há crença irracional de estar acima do peso, ocasionando restrição alimentar, prática exagerada de exercícios e comportamentos de purgação (vômitos, uso de laxantes e diuréticos) que colocam o paciente em risco de vida por desnutrição grave e outros problemas.[1,2,5,6,8-11]

Aspectos característicos

Há uma significativa baixa de peso, acompanhada de medo de ganhar peso ou ficar gordo. Os pacientes anoréxicos têm grave distorção da autoimagem. Apesar de estarem muito abaixo do peso, se enxergam como gordos e procuram eliminar toda a gordura corporal por meio de dietas exageradas e atividade física excessiva. Depois de ingerirem uma pequena quantidade de comida, os ano-réxicos sentem-se culpados e diminuídos em sua autoestima. Mesmo quando se apresentam em estado de desnutrição grave, negam que a condição seja um problema. Todas as preocupações se concentram na alimentação, no peso e na gordura. Muito comumente há interesse exagerado por tudo que se relacione com comida, como programas de culinária.[1,2,5,6,8-11]

Há duas apresentações clínicas principais: com predomínio de restrição de ingesta de comida e com padrão de ingesta compulsiva de grandes quantidades seguida de purgação (indução de vômito, uso de laxantes ou diuréticos) e exer-cícios exagerados.[1,2,5,6,8-11]

Nos últimos anos vêm surgindo, principalmente por meio de redes sociais na internet, grupos que promovem a anorexia (chamada pelos participantes de ANA) como um estilo de vida alternativo. Em sites e em redes sociais, portadores de anorexia se comunicam, ensinando uns aos outros técnicas de dieta e de purgação, rotinas de exercícios e estratégias para driblar a vigilância da família. Tal fenô-meno, que configura um verdadeiro problema de saúde pública, tem recebido pouca atenção da sociedade.[1,2,5,6,8-11]

Epidemiologia

É 20 vezes mais comum em mulheres que em homens, acometendo de 0,5 a 4% dos indivíduos do sexo feminino. Em geral, o problema se inicia na adoles-cência ou no início da vida adulta. O transtorno é mais comum em categorias profissionais que exijam baixo peso corporal, como bailarinas ou modelos.[1,2,5,6,8-11]

Considerações etiológicas

Como na maioria dos transtornos mentais, a anorexia nervosa parece resultar de uma combinação de fatores. Alguns estudos mostram aumento da prevalência do transtorno em parentes de primeiro grau de pacientes com anorexia nervosa, sugerindo a possibilidade de fatores constitucionais.[1,5,6,8-11]

Fatores culturais devem ser destacados na gênese dos quadros de anorexia nervosa. O transtorno se associa ao modo de vida das sociedades ocidentais contemporâneas, com sua supervalorização de padrões de beleza femininos que privilegiam a magreza e o exagerado cuidado do corpo.[1,5,6,8-11]

Famílias muito rígidas e perfeccionistas, com grau de cobrança muito alto e educação repressora, são comuns nas portadoras do transtorno.[1,5,6,8-11]

Diagnóstico diferencial

É importante pesquisar condições médicas que podem causar baixo peso. Os transtornos depressivos podem cursar com perda do apetite, mas não há preo-cupação de ganhar peso. Pacientes com esquizofrenia podem apresentar um medo delirante de determinadas comidas, mas o medo não se relaciona a ganhar peso ou engordar.[1,5,6,8-11]

Curso e prognóstico

O curso varia da recuperação completa com ou sem tratamento até melhoras parciais com recaídas, havendo também a possibilidade de um curso deteriorante com morte por desnutrição grave. Muito comumente surgem sintomas de bulimia nervosa.[1,5,6,8-11]

Tratamento

O tratamento é feito com psicoterapia, medicações (inibidores da recaptação de serotonina – ISRS – podem ser úteis) e acompanhamento nutricional. Algumas vezes é necessária hospitalização pelo risco de vida envolvido, para correção de deficiências nutricionais. O período de internação por vezes pode se prolongar por vários meses.[1,5,6,8-11]

Bulimia nervosa

Definição

A bulimia nervosa se caracteriza por episódios de ingestão de grande quantidade de comida, acompanhados pela sensação de perda de controle, seguidos de ações para evitar o ganho de peso, como vômitos autoinduzidos, uso de laxantes ou diuréticos, jejum ou exercícios exagerados. Para a realização do diagnóstico, o DSM-5 exige que os episódios de comer compulsivo ocorram pelo menos 1 vez por mês durante 3 meses. A classificação norte-americana criou ainda o diagnóstico de transtorno do comer compulsivo (*binge-eating disorder*) para os quadros em que os episódios de comer compulsivo ocorrem sem que existam os mecanismos compensatórios para promover a perda de peso.[1,2,5,6,8-11]

Aspectos característicos

Os episódios de comer compulsivo duram de minutos a algumas horas, cessando quando a pessoa se sente empanturrada, muitas vezes com dor abdominal. Geralmente, o paciente ingere alimentos altamente calóricos, que costuma evitar no dia a dia. Os episódios podem ser desencadeados por frustrações. É comum que o paciente tenha vergonha dos episódios, que ocorrem quando está sozinho, e tente esconder os comportamentos relacionados à bulimia.[1,5,6,8-11]

Depois do episódio, sobrevêm os sentimentos de culpa e vergonha. O comportamento compensatório mais comum é a indução de vômitos, que aliviam a culpa e a plenitude dolorosa.[1,2,5,6,8-11]

Também são comuns o uso de laxantes e diuréticos e a prática exagerada de exercícios. As pacientes muitas vezes provêm de famílias conflituosas e sofreram negligência e abandono. Em comparação às anoréxicas, as bulímicas são mais impulsivas e agressivas. São comuns quadros de ansiedade e depressão associados. É frequente a comorbidade com o transtorno de personalidade *borderline* (limítrofe). Pode haver tentativas de suicídio.[1,2,5,6,8-11]

Epidemiologia

Dez vezes mais comum em mulheres que em homens. Afeta 1 a 4% das mulheres, iniciando-se geralmente entre 16 e 18 anos de idade.[1,2,5,6,8-11]

Considerações etiológicas

Há maior frequência do transtorno em parentes de primeiro grau de portadores, indicando a possibilidade de fatores genéticos. Como na anorexia nervosa, fatores culturais como o ideal de magreza feminina das sociedades ocidentais contemporâneas contribuem para a gênese do problema.[1,5,6,8-11]

Diagnóstico diferencial

Algumas doenças neurológicas, como síndrome de Klüver-Bucy e síndrome de Kleine-Levin, e tumores cerebrais podem ocasionar episódios de comer compulsivo. Pacientes com transtorno *borderline* podem também apresentar episódios isolados de comer compulsivo. Muitas vezes pode haver comorbidade deste transtorno de personalidade com a bulimia.[1,5,6,8-11]

Curso e prognóstico

O curso geralmente é crônico. Pode haver remissões espontâneas. Ao longo do tempo, podem surgir complicações como esofagite, parotidite, corrosão do esmalte dentário e desequilíbrio hidroeletrolítico, causados pelos vômitos crônicos. O uso exagerado de diuréticos e laxantes pode também causar complicações médicas. Lesões por exercício exagerado e inadequado são comuns.[1,5,6,8-11]

Tratamento

O tratamento é feito com antidepressivos (mais comumente ISRS) e psicoterapia (cognitivo-comportamental ou psicodinâmica). Os problemas físicos causados pela bulimia nervosa e as tentativas de suicídio podem tornar necessária a hospitalização.[1,5,6,8-11]

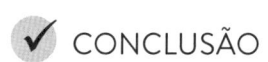 ## CONCLUSÃO

A pica é um transtorno alimentar da primeira infância caracterizado pela ingestão persistente de substâncias não nutritivas, como terra, papel, lascas de pintura, roupas, fezes ou cabelos. A ruminação é a regurgitação e remastigação de comida já engolida.

Na anorexia nervosa há uma crença irracional de estar acima do peso, associada a grave distorção da autoimagem, ocasionando restrição alimentar, prática exagerada de exercícios e comportamentos de purgação (vômitos, uso de laxantes e diuréticos). A bulimia nervosa se caracteriza por episódios de ingestão de grandes quantidades de comida, acompanhados pela sensação de perda de controle, seguidos de ações para evitar o ganho de peso, como vômitos autoinduzidos, uso de laxantes ou diuréticos, jejum ou exercícios exagerados.

REFERÊNCIAS BIBLIOGRÁFICAS

1. Call CC, Attia E, Walsh BT. Feeding and eating disorders. In: Sadock BJ, Sadock V, Ruiz P. Kaplan and Sadock´s Comprehensive Textbook of Psychiatry. 10.ed. Philadelphia: Wolters Kluwer, 2017. p.2083-109.
2. American Psychiatric Association. Diagnostic and Statistical Manual of mental disorders. Washington: American Psychiatric Association, 2013.
3. World Health Organization. International Classification of Diseases (ICD-11). Geneva: WHO, 2018. Disponível em: www.who.int/classifications/icd/en/. Acessado em: 14 nov. 2018.
4. Marcelli D. Enfance et Psychopathologie. 10.ed. Issy-les-Moulineux: Elsevier-Masson, 2016.
5. Marcelli D, Braconnier A. Adolescence et Psychopathologie. 7.ed. Issy-les-Moulineux: Elsevier-Masson, 2009.
6. Goodman R, Scott S. Child and adolescent psychiatry. 3.ed. Oxford: Wiley-Blackwell, 2012.
7. Ajuriaguerra J. Manuel de psychiatrie de l´enfant. 2.ed. Paris: Masson, 1980.
8. Dulcan M. Dulcan´s Textbook of Child and Adolescent Psychiatry. 2.ed. Arlington: American Psychiatric Association, 2016.
9. Cheng K, Myers M. Child and adolescent psychiatry: the essentials. 2.ed. Philadelphia: Wolters Kluwer/Lippincott Williams & Wilkins, 2011.
10. Martin A, Bloch MH, Volkmar F (eds.). Lewis´s child and adolescent psychiatry: a comprehensive textbook. 5.ed. Philadelphia: Wolters Kluwer/Lippincott Williams & Wilkins, 2018.
11. Thapar A, Pine D (eds.). Rutter´s child and adolescent psychiatry. 6.ed. Oxford: Wiley & Sons, 2015.

20

TRANSTORNOS DE ELIMINAÇÃO

OBJETIVOS

✓ Conhecer os quadros de enurese e encoprese funcionais.
✓ Avaliar fatores psicológicos e ambientais envolvidos no desencadeamento dos sintomas.
✓ Excluir patologias orgânicas que possam causar perda de urina ou fezes.
✓ Conhecer os princípios gerais do manejo clínico dos transtornos de eliminação.

INTRODUÇÃO

As crianças têm tempos diferentes de aquisição do controle dos esfíncteres, tempos que dependem de seu ritmo próprio de desenvolvimento, da pressão pelo asseio exercida pela cultura na qual se inserem e do modo como esse controle lhes é ensinado por seus parentes ou outros cuidadores. Na relação entre os pais e a criança pequena, a urina e as fezes são objetos que têm valor, fazendo diferença se são recebidos com aversão ou se há satisfação ao ver a criança ganhar progressiva autonomia no seu manejo.

Ao receber uma criança com suspeita de transtorno de eliminação – enurese ou encoprese –, o pediatra deve se dedicar, inicialmente, à exclusão de causas orgânicas que possam explicar os sintomas apresentados. Em seguida, deve investigar se a criança passou por alguma experiência recente que possa funcionar como fator estressante desencadeante, especialmente naquelas crianças que já haviam conseguido controlar as fezes ou a urina.

ENURESE FUNCIONAL

Definição

A enurese corresponde à perda involuntária de urina, não decorrente de fatores neurológicos ou de anormalidades anatômicas do trato urinário. A ausência de controle da micção até a idade de 5 anos não é tida como patológica, especialmente em meninos, que normalmente têm um ritmo mais lento de aquisição do controle urinário.[1]

Aspectos característicos

A enurese pode ser classificada como noturna e/ou diurna, e primária – quando a criança nunca chegou a adquirir o controle da urina – ou secundária – que se instala após um período de pelo menos 6 meses de controle da micção.

Epidemiologia

A enurese noturna é mais comum que a diurna e mais frequente em meninos (na proporção de cerca de 2:1 menina). Já a enurese diurna predomina no sexo feminino. O pediatra certamente vai se deparar mais com a enurese primária (que corresponde a 85% dos casos, sendo mais comum em meninos) do que com a secundária (15% dos casos, de distribuição igual entre os sexos). A enurese é encontrada com mais frequência em ambientes de pobreza, em famílias numerosas e em crianças institucionalizadas.[2,3]

Considerações etiológicas

Cerca de 2/3 das crianças com enurese têm parente de primeiro grau que já apresentou o problema, o que pode apontar para um fator etiológico de natureza genética, especialmente nas enureses primárias. Contudo, isso não exclui que fatores educacionais, psicológicos e culturais estejam envolvidos, especialmente aqueles ligados ao modo como o controle dos esfíncteres é transmitido de pais para filhos e ao valor que tem para a família.[3]

A supervalorização do controle urinário pelos pais pode levar à sua imposição precoce e rígida, fazendo com que sentimentos conflituosos por parte da criança, como medo, angústia, culpa ou vergonha, acompanhem a micção.

Na avaliação das enureses secundárias, em particular, é importante pesquisar fatores desencadeantes, como separações na família, mudança de residência, problemas na escola, acidentes, hospitalização ou nascimento de irmão. Na presença desses problemas, a criança pode recorrer, de modo defensivo e inconsciente, a estratégias "regressivas", assumindo posturas e condutas que já não seriam esperadas em sua idade, das quais a enurese pode fazer parte.[4]

Diagnóstico diferencial e comorbidades

Como mencionado, o diagnóstico de enurese funcional implica a exclusão de infecções urinárias, diabetes, anomalias anatômicas no trato urinário, como estenose ou ureter ectópico, e fatores neurológicos que possam explicar a perda de urina, como epilepsia ou bexiga neurogênica.

Transtornos psiquiátricos são 2 a 6 vezes mais frequentes em crianças enuréticas do que nas não enuréticas, especialmente os transtornos emocionais e de conduta, que podem já estar presentes antes de a enurese se iniciar. Além disso, atrasos de desenvolvimento (na esfera motora ou da linguagem, por exemplo) são duas vezes mais comuns em crianças com enurese. Nas deficiências intelectuais (retardo mental) também se encontra enurese com maior frequência. De um modo geral, as enureses diurnas são as que estão mais associadas a comorbidades psiquiátricas.[2]

Curso e prognóstico

A enurese noturna tem melhor evolução quando é primária e/ou intermitente, tendendo a apresentar pior prognóstico se for secundária e/ou se ocorrer todas as noites. A presença de enurese diurna, de comorbidade psiquiátrica e de alto estresse na família também são fatores desfavoráveis. Em geral, há tendência à resolução espontânea à medida que a puberdade e a adolescência se aproximam, mas é possível que o quadro persista na vida adulta em uma pequena minoria de pacientes.[1,4]

Tratamento

Os pediatras têm papel importante no manejo da enurese não complicada, pois boa parte dos casos pode ser resolvida no nível primário ou básico de atendimento, especialmente se não há comorbidade psiquiátrica. Antes de pensar em intervenção farmacológica, algumas medidas simples devem ser tentadas e costumam ser eficazes. Em primeiro lugar, se a criança ainda não completou 5 anos, o manejo envolve principalmente a espera e a tranquilização dos pais. A partir dessa idade, as medidas iniciais incluem a orientação de restrição de líquidos nas horas antes de dormir e a prática de levar a criança para urinar logo antes de deitar e assim que acorda. Quando possível, deve-se acordar a criança para urinar no banheiro no meio da noite.

Os pais devem evitar as ameaças ou zombarias, mas não devem ser complacentes em relação à enurese. Recompensar a criança pelas noites que consegue ficar seca, ao invés de puni-la pelas noites molhadas, pode ser uma boa conduta. A criança também deve ser informada sobre o funcionamento urinário, de modo simples ou por meio de desenhos, podendo ser estimulada a participar do tratamento registrando o número de "dias secos", o que leva à diminuição de sentimentos de vergonha e culpa. Algumas crianças com enurese noturna primária respondem bem a treinamento comportamental com o uso de alarme sonoro, que é acionado e desperta a criança quando a primeira umidade da urina que escapa é percebia pelo sensor.[1]

Em nosso meio, a medicação mais utilizada para o tratamento sintomático da enurese é a imipramina, um antidepressivo tricíclico, em doses noturnas que variam entre 10 e 25 mg (podendo chegar, em crianças maiores, a 75 mg) antes de dormir.[5] No entanto, pode surgir tolerância aos seus efeitos após algumas semanas de uso, e a suspensão da medicação costuma ser seguida de recaída na enurese. Esse é um dos motivos pelos quais a medicação é recurso que sempre deve ser usado em conjunto com orientações aos pais ou outras intervenções educacionais, comportamentais ou psicológicas.

A desmopressina, ou DDAVP, um análogo do hormônio antidiurético, é outra medicação recomendada e pode ser usada em associação às medidas de restrição de líquidos e treinamento.

Em casos nos quais a enurese está claramente associada a sofrimento psíquico, sob a forma de sintomas emocionais e comportamentais, ou a eventos estressantes desencadeantes, pode ser necessário o encaminhamento para psicoterapia ou para avaliação psiquiátrica.

ENCOPRESE FUNCIONAL

Definição

A encoprese corresponde à evacuação repetida, nas roupas ou em locais inadequados, de modo inconsistente com o nível de desenvolvimento da criança – a maior parte adquire controle das fezes até 4 anos de idade.

Aspectos característicos

Ao contrário da enurese, a forma diurna é a mais comum. A encoprese também pode ser primária, quando é um prolongamento da incontinência fecal normal da criança pequena, ou secundária, quando a criança já havia adquirido o controle da evacuação. Pode ser involuntária ou voluntária, a última ocorrendo quando a criança deposita deliberadamente as fezes em locais inapropriados, mas apresenta controle intestinal normal no restante do tempo.[2]

O comportamento das crianças em relação à encoprese é bastante variável. Algumas alegam não sentir a defecação; muitas dizem senti-la, mas não conseguem retê-la; e outras dissimulam e escondem a cueca ou a calcinha suja; mais raramente, tentam lavá-las.

Epidemiologia

A encoprese é mais comum no sexo masculino, na relação de 3 meninos:1 menina. Taxas mais elevadas são encontradas em crianças com menor nível cognitivo e nível socioeconômico mais baixo.[2,3]

Considerações etiológicas

A encoprese pode resultar de problemas no treinamento da criança para usar o vaso sanitário (no caso da encoprese primária); de fatores estressantes desencadeantes, levando à perda do controle já adquirido (na encoprese secundária); de evitação ou fobia ao banheiro (por medos diversos ou dor ao evacuar).[2]

Algumas crianças temem particularmente sentar-se no vaso sanitário e acabam evacuando em locais inadequados como consequência de seus sintomas fóbicos. Isso é comum em crianças com deficiência intelectual ou transtornos do espectro autista.

Em muitos casos, pode-se detectar uma postura familiar rígida ou excessivamente preocupada com a educação e a regularidade da defecação. Na encoprese secundária, fatores traumáticos, como hospitalização e abuso sexual, devem ser investigados; nessas situações, a encoprese pode representar uma defesa "regredida" da criança, do mesmo modo que no caso da enurese secundária. Já a encoprese voluntária, por envolver um elemento agressivo ou provocativo, é comumente um indicador de problemas nas relações interpessoais da criança, especialmente com os pais.[4]

Diagnóstico diferencial e comorbidades

É comum a associação com transtornos emocionais e de conduta, deficiência intelectual (retardo mental) e enurese. Pode haver também comportamento associado de esfregar as fezes no corpo ou em superfícies ou objetos próximos e mesmo manipulação ou masturbação anal. É importante fazer o diagnóstico diferencial com síndromes neurológicas e outras condições orgânicas (Quadro 1), especialmente as que envolvem constipação com extravasamento subsequente de fezes líquidas.[2,3]

Quadro 1 Diagnóstico diferencial da encoprese com alguns quadros orgânicos[2,3]

* Doença de Hirschsprung ou megacólon congênito
* Cólon irritável e doença inflamatória do intestino
* Tireoidopatias
* Hipercalcemia
* Deficiência de lactase
* Espinha bífida
* Estenose retal
* Fissura anal ou traumatismo anorretal

Curso e prognóstico

A encoprese geralmente se resolve rápido, não persistindo na vida adulta. No entanto, o prognóstico é pior quando a encoprese é noturna, quando há presença de comorbidades psiquiátricas e distúrbios no desenvolvimento ou problemas sociofamiliares significativos.[1]

Tratamento

O manejo inicial da encoprese está ao alcance do pediatra e deve levar em conta o tipo de dinâmica que sustenta o problema.

No caso da encoprese primária, o treinamento para uso do banheiro é o foco, com ênfase no reforço positivo pelo uso correto e no estabelecimento de uma rotina regular de idas ao vaso sanitário.

Na encoprese secundária, o alvo é a identificação e redução do estresse desencadeador, se ele ainda se fizer presente. Se o problema se mostrar persistente, a avaliação por um psicólogo ou psiquiatra infantil pode ser necessária.

A encoprese voluntária tem manejo mais difícil e geralmente implica a parceria com profissionais de saúde mental. Nos eventos em que ocorre retenção fecal ou fecaloma localizado no sigmoide ou na ampola retal, é necessário recorrer a lavagens, emolientes e laxativos.[3]

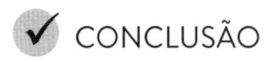 CONCLUSÃO

A enurese e a encoprese podem ser primárias ou secundárias, noturnas ou diurnas. Ambas podem ser desencadeadas por fatores estressores que têm impacto emocional importante sobre a criança. Na avaliação, é preciso levar em conta o estágio do desenvolvimento da criança, a pressão pelo asseio exercida pelo seu ambiente e o modo como o controle dos esfíncteres lhe é ensinado. O diagnóstico de transtornos de eliminação implica a exclusão de doenças neurológicas ou outros quadros orgânicos que possam explicar a perda de urina e/ou fezes.

O manejo clínico inicial da enurese e da encoprese envolve a orientação dos pais e da criança em relação ao uso do banheiro, com ênfase no reforço positivo pelo uso correto e no estabelecimento de uma rotina regular. Quando isso falha, pode ser necessário pensar em avaliação psicológica ou psiquiátrica ou na intervenção medicamentosa.

REFERÊNCIAS BIBLIOGRÁFICAS

1. Goodman R, Scott S. Child and adolescent psychiatry. 3.ed. Oxford: Wiley-Blackwell, 2012.
2. Stubbe D. Psiquiatria da infância e adolescência. Porto Alegre: Artmed, 2008.
3. Butler RJ. Wetting and soiling. In: Rutter M et al. (eds.). Rutter's child and adolescent psychiatry. 5.ed. Oxford: Blackwell Publishing, 2009. p.916-29.
4. Marcelli D, Cohen D. Infância e psicopatologia. 8.ed. Porto Alegre: Artmed, 2010.
5. Klykylo WM. Green's child and adolescent clinical psychopharmacology. 5.ed. Philadelphia: Lippincott Williams & Wilkins, 2014.

21

TRANSTORNOS DE TIQUES

 OBJETIVOS

✓ Apresentar as diversas manifestações de tiques em crianças e adolescentes.
✓ Destacar o transtorno de Tourette no grupo dos tiques crônicos.
✓ Apontar as diferenças no manejo terapêutico entre tiques transitórios e crônicos.

DEFINIÇÃO

Os tiques são movimentos ou sons de caráter repentino, involuntário repetitivo e não rítmico. Sua intensidade é variável, atenuando ou desaparecendo durante o sono e podendo ser suprimidos temporariamente, de modo voluntário, ou quando o indivíduo se encontra absorvido em uma atividade. Podem piorar tanto em estados de ansiedade como em momentos de relaxamento.[1]

Algumas crianças descrevem sensações vagas (às vezes chamadas de "fenômenos sensoriais premonitórios") que antecedem o tique, havendo um crescente sentimento de mal-estar e tensão caso ele seja reprimido e um temporário alívio, quando o tique é realizado.[2]

ASPECTOS CARACTERÍSTICOS

Os tiques motores podem ser simples (protrusão da língua, piscar, franzir a testa, levantar os ombros) ou complexos (toques variados, girar o corpo, saltar, se bater). Da mesma forma, há tiques fônicos simples (tossir, resmungar, fungar, estalar a língua, emitir sons ou grunhidos) e complexos (emitir palavras ou frases).[2,3]

Os tiques podem ser transitórios ou crônicos. Quando existem tiques motores e vocais múltiplos combinados de forma crônica, dá-se o nome de transtorno de Gilles de La Tourette, ou simplesmente síndrome de Tourette[3] (Quadro 1).

Quadro 1 Síndrome de Tourette[3]

A síndrome de Tourette (ST) é o transtorno de tique mais grave e envolve a presença de tiques motores e vocais crônicos (com duração de pelo menos 1 ano), podendo surgir em qualquer momento entre 2 e 15 anos de idade. Uma minoria de pacientes também apresenta ecolalia ou ecopraxia (repetição da fala ou ações de terceiros, respectivamente), assim como coprolalia ou copropraxia (emissão paroxística de palavras ou gestos obscenos, respectivamente) e palilalia (repetição dos próprios sons e palavras). Vale ressaltar que a ausência de coprolalia não descarta o diagnóstico de ST, pois esse sintoma está presente em menos de 15% dos pacientes com a síndrome.

EPIDEMIOLOGIA

Tiques transitórios representam a forma mais comum e benigna, aparecendo entre 3 e 10 anos de idade e podendo acometer 4 a 16% das crianças. A ST é bem mais rara, geralmente se instalando a partir de 6 e 7 anos, acometendo 3 a 5 em cada 10 mil crianças e predominando no sexo masculino, na proporção de 3 a 4 meninos: 1 menina.[1,3]

CONSIDERAÇÕES ETIOLÓGICAS

Acredita-se que a ST seja o resultado de um modelo aditivo envolvendo diversos genes, embora o mecanismo genético exato não tenha sido estabelecido. A incidência familiar aumentada, englobando a síndrome de Tourette, outras formas de tiques crônicos e o transtorno obsessivo-compulsivo, aponta para uma base genética comum a esses quadros, com expressão e penetração variáveis. Do ponto de vista cerebral, a ST parece implicar anormalidades em circuitos dopaminérgicos, envolvendo especialmente o córtex, o tálamo e o estriado. Há também estudos relacionando processos autoimunes, especialmente aqueles ligados a infecções estreptocócicas, ao início e a exacerbações da ST.[3]

No caso dos tiques transitórios e simples, a base biológica é bem menos evidente. Esses tiques comumente têm caráter reativo, aparecendo ou se intensificando em seguida a eventos estressores na vida recente da criança. Dessa forma, funcionam como ponto de ancoragem para conflitos psíquicos ou emocionais, embora seu significado psicológico inicial possa se perder com o tempo. Caracterizam-se como manifestações eminentemente físico-motoras de problemas que em geral se exprimem mentalmente.[4]

DIAGNÓSTICO DIFERENCIAL E COMORBIDADES

Sintomas obsessivo-compulsivos ocorrem em até 2/3 das pessoas com ST, sendo mais comuns em pacientes mais velhos. Desatenção ou hiperatividade estão presentes em 1/4 a metade dos casos e comumente precedem o aparecimento dos tiques. Outras comorbidades podem envolver dificuldades com o sono, problemas de aprendizagem, comportamentos disruptivos e transtornos do humor.

O diagnóstico diferencial deve ser feito com outros transtornos do movimento (como os distúrbios coreiformes e contrações mioclônicas,), com as estereotipias presentes no autismo ou na deficiência intelectual grave, e com comportamentos impulsivo-compulsivos.[3]

CURSO E PROGNÓSTICO

Na ST, os tiques motores geralmente se instalam primeiro, sendo seguidos dos tiques vocais. A coprolalia, quando presente, costuma aparecer apenas 4 a 8 anos após o início do quadro. Na adolescência, os tiques podem tanto se agravar como se atenuar ou desaparecer. Quando persistem na vida adulta, a gravidade em geral declina paulatinamente.[1,3]

TRATAMENTO

Após a definição do diagnóstico, o pediatra deve esclarecer à família e à criança a natureza do problema e o fato de os tiques estarem além do controle voluntário na maioria das situações. Isso é muito útil para a redução do estigma e da vergonha e para o melhor manejo da situação pelos adultos que cuidam da criança, evitando posturas críticas ou repressivas que geram ansiedade e, consequentemente, exacerbam os tiques.

No caso de tiques leves e transitórios, pode não haver necessidade de tratamento específico. Ao optar por tratamento, deve-se inicialmente recorrer a técnicas de relaxamento, terapias psicomotoras ou apoio psicológico para a criança ou para a família.

Nos casos de tiques graves e de natureza crônica, sobretudo na ST, o uso de psicofármacos é geralmente necessário. Seu uso raramente leva à supressão de todos os tiques, mas pode atenuar bastante a intensidade do quadro. Os antipsicóticos/neurolépticos são as drogas de escolha. Os mais utilizados são haloperidol, pimozida e, mais recentemente, risperidona e ziprazidona. Nos períodos de exacerbação dos tiques, pode ser necessário o aumento temporário da dose, mas é preciso estar atento a efeitos colaterais como distonias e, no caso da pimozida, arritmias cardíacas.[2,5]

A clonidina é uma alternativa aos neurolépticos, mas é menos eficaz e mais sedativa. Sintomas de TOC, quando presentes, devem receber abordagem específica (como o uso de antidepressivos ISRS). Na presença de sinais de TDAH, devem-se evitar os psicoestimulantes (como o metilfenidato), que podem exacerbar os tiques. Condições emocionais associadas podem justificar o encaminhamento para a psicoterapia.

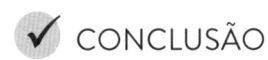

CONCLUSÃO

Os tiques são movimentos ou sons repentinos, involuntários e repetitivos, que se atenuam ou desaparecem durante o sono, podendo ser suprimidos por curto tempo. Costumam surgir na infância, podendo ser motores ou vocais, leves ou graves, transitórios ou crônicos, simples ou complexos. A síndrome de Tourette (ST) é o mais grave transtorno de tique e se caracteriza pela presença de tiques motores e vocais múltiplos combinados e crônicos. Os tiques leves e transitórios não exigem tratamento mais específico nem uso de psicofármacos, mas, nos casos de Tourette, a medicação pode atenuar o quadro e melhorar a qualidade de vida da criança.

REFERÊNCIAS BIBLIOGRÁFICAS

1. Goodman R, Scott S. Child and adolescent psychiatry. 3.ed. Oxford: Wiley-Blackwell, 2012.
2. Stubbe D. Psiquiatria da infância e adolescência. Porto Alegre: Artmed, 2008.
3. Lechman JF, Block MH. Tic disorders. In: Thapar A, Pine DS (eds.). Rutter's child and adolescent psychiatry. 6.ed. Oxford: Wyley, 2015. p.757-73.
4. Marcelli D, Cohen D. Infância e psicopatologia. 8.ed. Porto Alegre: Artmed, 2010.
5. Klykylo WM. Green's child and adolescent clinical psychopharmacology. 5.ed. Philadelphia: Lippincott Williams & Wilkins, 2014.

22

DELIRIUM E OUTROS TRANSTORNOS MENTAIS DECORRENTES DE PROBLEMAS MÉDICOS E DO USO DE DROGAS

OBJETIVOS

✓ Descrever os principais transtornos mentais decorrentes de condições médicas ou do uso de drogas e as principais características diagnósticas do quadro de *delirium*.
✓ Habilitar o pediatra a diagnosticar e tratar as causas subjacentes dos transtornos mentais decorrentes de condições médicas ou do uso de drogas, incluindo o quadro de *delirium*.

INTRODUÇÃO

Praticamente todas as síndromes psiquiátricas podem ser causadas por doenças cerebrais ou sistêmicas (p.ex., pânico por feocromocitoma), drogas lícitas (depressão ou mania com o uso de corticosteroides) ou ilícitas (transtorno psicótico esquizofreniforme desencadeado por maconha), com quadros clínicos indistinguíveis dos transtornos mentais sem etiologia específica (Quadro 1).[1-9] Em todos os casos com alteração aguda do funcionamento mental, o profissional de saúde deve investigar uma possível causa médica subjacente. É fundamental a realização de anamnese e exame físico cuidadosos, e exames laboratoriais pertinentes nesses casos (Quadro 2). O tratamento é dirigido à resolução do problema de base, mas pode ser necessário o uso de medicações psiquiátricas em alguns casos (antipsicóticos em transtornos psicóticos, antidepressivos nas síndromes depressivas, etc.).[1-4,7-14]

Quadro 1 Transtornos mentais decorrentes de condições médicas ou uso de drogas[1-9]

Delirium e outros transtornos da cognição
Transtornos psicóticos
Transtornos de humor (depressão e mania)
Transtornos de ansiedade
Disfunções sexuais
Transtornos de sono
Alteração da personalidade

Quadro 2 Exames laboratoriais com utilidade nos casos de transtornos mentais por condições médicas ou uso de drogas[1-4,7-14]

Hemograma completo
Eletrólitos
Testes de função renal e hepática
Glicemia
Vitaminas B12 e ácido fólico
Testes de função tireoidiana
Testes para HIV e sífilis
Exame de urina
Radiografia de tórax
Eletrocardiograma
Eletroencefalograma
Tomografia computadorizada de crânio
Ressonância magnética de crânio
Punção lombar
Testes para drogas no sangue e na urina

Entre os possíveis transtornos mentais causados por condições médicas ou uso de drogas, destaca-se, pela frequência e gravidade, o *delirium*.

DELIRIUM

Definição

O *delirium* é uma síndrome aguda, de curso flutuante, resultante de uma perturbação global do funcionamento cerebral, causada por doenças cerebrais ou sistêmicas, medicações ou drogas.[1-5,7-14]

Aspectos característicos

O *delirium* se caracteriza por comprometimento da consciência (oscilando da obnubilação ao coma), atenção diminuída, disfunção global da cognição (ilusões e alucinações, mais frequentemente visuais, delírios, desorientação, alteração do pensamento abstrato, da compreensão e da memória), perturbações psicomotoras (alternância imprevisível de hipo e hiperatividade), desregulação do ciclo sono--vigília (insônia, sonolência diurna, piora noturna do quadro) e sintomas emocionais (depressão, ansiedade, medo, irritabilidade, euforia, apatia, perplexidade).[1-5,7-14]

O quadro tem apresentação aguda e pode evoluir com piora progressiva se a causa subjacente não é localizada e tratada. Crianças são mais vulneráveis ao desenvolvimento do problema, provavelmente pela imaturidade do sistema nervoso central (SNC).[1-5,7-14]

Epidemiologia

O quadro está presente em 10 a 30% dos pacientes hospitalizados, apresentando-se com maior frequência no CTI e nas enfermarias cirúrgicas. O transtorno pode surgir em todas as idades, sendo mais comum na infância que na adolescência. História de episódios anteriores de *delirium*, problemas cognitivos, patologias neurológicas prévias, hospitalização, cirurgia e uso de medicações são fatores de risco.[1-5,9,13,14]

Considerações etiológicas

O quadro é causado por uma perturbação global do funcionamento cerebral. Praticamente qualquer condição médica que tenha efeito direto ou indireto sobre o SNC pode cursar com *delirium*. O Quadro 3 apresenta as causas comuns de *delirium*.

Quadro 3 Causas comuns de *delirium*[1-5,9,13,14]

Intoxicação e abstinência de drogas
Patologias neurológicas (tumor cerebral, epilepsia, trauma cerebral, infecção, acidente vascular cerebral)
Doenças endócrinas
Doenças metabólicas
Neoplasias
Infecções sistêmicas
Insuficiência hepática
Insuficiência renal

Diagnóstico diferencial

O *delirium* deve ser distinguido de outros transtornos mentais. Uma anamnese cuidadosa pode identificar patologias psiquiátricas prévias que explicariam as alterações mentais.

Pacientes com depressão podem apresentar hipoatividade semelhante à que se encontra em alguns casos de *delirium*, mas o nível de consciência e a orientação se encontram preservados.[1-5,9,13,14]

Pacientes com transtorno do espectro autista com inteligência preservada têm a consciência clara e estão orientados quanto ao tempo e ao espaço.[13,14]

Adolescentes com esquizofrenia podem apresentar agitação e comportamento desorganizado, mas, de modo geral, o início do quadro é insidioso (diferentemente do início agudo do *delirium*) e há presença de delírios e alucinações mais organizadas.[9,13,14]

Curso e prognóstico

O quadro pode ter evolução progressiva, de acordo com a evolução da patologia de base, com risco de mortalidade de 20%. O alto risco torna necessário que se considere o *delirium* uma emergência médica. Uma vez que se reconheça e trate a condição de base, há melhora do quadro em até 1 semana, podendo haver perturbações mentais residuais por até 1 mês.[1-5,9,13,14]

Tratamento

O tratamento depende do diagnóstico da condição médica de base e deve ser dirigido à resolução da causa do problema, também incluindo medidas gerais de apoio e estabilização das funções vitais. Por causa da agitação e da desorientação, é necessário que se tomem medidas de proteção ao paciente (internação em local seguro, supervisão constante pela equipe e pela família, informações que tranquilizem e orientem o paciente).[1-5,9,13,14]

Medicações antipsicóticas de alta potência como o haloperidol podem ser usadas para o controle da agitação.[1-5,9,13,14]

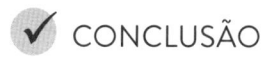 CONCLUSÃO

As principais síndromes psiquiátricas podem ser causadas por condições clínicas ou uso de drogas, apresentando quadros clínicos indistinguíveis dos transtornos mentais sem etiologia específica. Deve-se investigar toda alteração aguda do funcionamento mental quanto à possibilidade de uma causa médica subjacente.

O *delirium* é uma síndrome aguda, de curso flutuante, resultante de uma perturbação global do funcionamento cerebral, causada por doenças cerebrais ou sistêmicas, medicações ou drogas, caracterizando-se por comprometimento da consciência, atenção diminuída, disfunção global da cognição, perturbações psicomotoras, desregulação do ciclo sono-vigília e sintomas emocionais.

O tratamento dessas condições é dirigido à resolução do problema de base. Medicações psiquiátricas específicas podem ser úteis em alguns casos (antipsicóticos em transtornos psicóticos ou *delirium*, antidepressivos na depressão).

REFERÊNCIAS BIBLIOGRÁFICAS

1. Fabian TJ, Solai LK. Delirium. In: Sadock BJ, Sadock V, Ruiz P. Kaplan and Sadock´s comprehensive textbook of psychiatry. 10.ed. Philadelphia: Wolters Kluwer, 2017. p.1178-90.
2. Prins JC, Whyte EM. Other cognitive and mental disorders due to another medical condition. In: Sadock BJ, Sadock V, Ruiz P. Kaplan and Sadock´s comprehensive textbook of psychiatry. 10.ed. Philadelphia: Wolters Kluwer, 2017. p.1232-60.
3. Black D, Andreasen N. Introductory textbook of psychiatry. Washington: American Psychiatric Publishing, 2014.
4. Hales R, Yudofsky S. The American Psychiatric Publishing Textbook of Psychiatry. 6.ed. Washington: American Psychiatric Publishing, 2014.
5. American Psychiatric Association. Diagnostic and statistical manual of mental disorders. Washington: American Psychiatric Association, 2013.
6. World Health Organization. International Classification of Diseases (ICD-11). Geneva: WHO, 2018. Disponível em: www.who.int/classifications/icd/en/. Acessado em: 14 nov. 2018.
7. Marcelli D. Enfance et psychopathologie. 10.ed. Issy-les-Moulineux: Elsevier-Masson, 2016.
8. Marcelli D, Braconnier A. Adolescence et psychopathologie. 7.ed. Issy-les-Moulineux: Elsevier-Masson, 2009.
9. Goodman R, Scott S. Child and adolescent psychiatry. 3.ed. Oxford: Wiley-Blackwell, 2012.
10. Ajuriaguerra J. Manuel de psychiatrie de l´enfant. 2.ed. Paris: Masson, 1980.
11. Dulcan M. Dulcan´s textbook of child and adolescent psychiatry. 2.ed. Arlington: American Psychiatric Association, 2016.
12. Cheng K, Myers M. Child and adolescent psychiatry: the essentials. 2.ed. Philadelphia: Wolters Kluwer/Lippincott Williams & Wilkins, 2011.
13. Martin A, Bloch MH, Volkmar F (eds.). Lewis´s child and adolescent psychiatry: a comprehensive textbook. 5.ed. Philadelphia: Wolters Kluwer/Lippincott Williams & Wilkins, 2018.
14. Thapar A, Pine D (eds.). Rutter´s child and adolescent psychiatry. 6.ed. Oxford: Wiley & Sons, 2015.

23

TRANSTORNOS COM SINTOMAS SOMÁTICOS

OBJETIVO

✓ Apresentar os transtornos com sintomas somáticos aos profissionais de saúde que trabalham com crianças e adolescentes, enfatizando os aspectos de diagnóstico, epidemiologia, etiologia, curso, prognóstico e tratamento.

INTRODUÇÃO

Na prática pediátrica, são comuns os casos de crianças e adolescentes que apresentam múltiplas queixas somáticas vagas, para as quais nenhuma evidência objetiva é encontrada. Os transtornos com sintomas somáticos se caracterizam pela presença de sintomas físicos por tempo prolongado, sem uma causa orgânica demonstrável. Frequentemente, estão associados a conflitos psicológicos ou estressores psicossociais.[1-6] A rigor, pode-se considerar que os transtornos conversivos, discutidos no Capítulo 14, são também transtornos com sintomas somáticos.[7-14]

Enquanto o DSM-5 coloca a maioria desses quadros na subcategoria transtornos com sintomas somáticos e transtornos relacionados, o Capítulo 6 da CID-11 denomina essas condições de transtornos de sofrimento corporal ou de experiência corporal.[5,6] As duas atuais classificações psiquiátricas dispersaram os quadros mentais com manifestações predominantemente somáticas em vários subgrupos. Assim, por exemplo, o transtorno de corpo dismórfico se encontra classificado nos transtornos obsessivo-compulsivos nas duas classificações, e o transtorno de ansiedade de doença (DSM-5, denominado hipocondria na

CID-11), situa-se na subcategoria de transtornos com sintomas corporais, no DSM-5, e no subgrupo dos transtornos obsessivo-compulsivos e transtornos relacionados na CID-11.[5,6] A pulverização dos quadros e a quantidade de nomes para essas condições lamentavelmente podem contribuir para confusões e imprecisões diagnósticas. Este capítulo tenta simplificar os diagnósticos utilizando uma abordagem própria.

ASPECTOS CARACTERÍSTICOS

São três as principais formas em que o problema tipicamente se apresenta na clínica: transtorno com sintomas somáticos propriamente dito, transtorno de ansiedade de doença (hipocondria) e transtorno de corpo dismórfico. São comuns as misturas entre esses diversos tipos ou as transições, com o tempo, de um quadro para outro.[1-6,9,13]

O transtorno com sintomas somáticos se caracteriza pela presença de múltiplos sintomas físicos (Quadro 1). Em crianças mais jovens, são particularmente comuns as queixas de dor de cabeça, dor de barriga, cansaço e dor nos membros. Em adolescentes e adultos, principalmente de sexo feminino, são comuns as queixas geniturinárias.[1-6,9,13]

Quadro 1 Sintomas físicos comuns no transtorno com sintomas somáticos[1-6,9,13]

Sintomas gastrointestinais	• Dor abdominal • Náusea • Queixas de distensão abdominal • Gosto ruim na boca • Perda de apetite
Sintomas neurológicos	• Dor de cabeça • Queixas de perda da memória
Sintomas cardiovasculares	• Dor no peito • Falta de ar
Sintomas geniturinários	• Disúria • Frequência urinária • Dor vaginal
Sintomas gerais	• Dor nos membros e nas articulações • Cansaço • Sensações de formigamento na pele

A hipocondria é uma crença ou um medo crônico de ter uma doença física.[1-6,9,13]

No transtorno de corpo dismórfico, há preocupação exagerada ou imaginada de que uma parte do corpo apresente um defeito ou uma deformação.[1-6,9,13]

EPIDEMIOLOGIA

A dificuldade de estabelecer critérios para o diagnóstico e a própria mutabilidade dos quadros torna difícil a realização de estudos epidemiológicos. No entanto, é uma experiência comum de todo pediatra atender pacientes com queixas para as quais nenhuma causa orgânica é encontrada. Os transtornos com sintomas somáticos são muito mais comuns no sexo feminino.[1-6,9,13]

Perto de 50% de escolares e pré-escolares apresentam pelo menos uma queixa física inexplicável ao longo da infância. Vinte por cento das crianças e adolescentes que reclamam de dor de cabeça, dor abdominal ou dores musculares apresentam um transtorno com sintomas somáticos.[7-14]

Aproximadamente 25% das crianças e adolescentes apresentam queixas de dor crônica. O sintoma de dor crônica mais comum é a dor de cabeça, com prevalência de 1 a 2% em ambulatórios pediátricos. São comuns também as queixas de dor abdominal, dor nos membros e articulações, e fadiga.[7-14]

O transtorno de corpo dismórfico é mais comum em adolescentes, com frequência de 1 a 2% da população.[7-14]

CONSIDERAÇÕES ETIOLÓGICAS

Como na maioria dos transtornos mentais, os transtornos com sintomas somáticos se originam da interação complexa de fatores biológicos, psicológicos e socioeconômico-culturais. De forma geral, pode-se supor que crianças e adolescentes com transtornos com sintomas somáticos comunicam seu mal-estar psicológico por meio de sintomas físicos, seja porque não dispõem de recursos simbólicos para verbalizar o sofrimento mental, seja por desenvolvimento cognitivo insuficiente ou atrasado ou por pertencerem a um meio cultural que não tem espaço para queixas psicológicas.[7-14]

Muito comumente, há um foco exagerado nos processos físicos, que são mal interpretados, gerando preocupação e ansiedade. Os transtornos com sintomas somáticos tendem a afetar vários membros de uma mesma família, provavelmente representando uma forma habitual daquele grupo humano de lidar com o corpo.

Alguns fatores de risco para os transtornos com sintomas somáticos foram identificados. Na criança e no adolescente, sexo feminino, baixo nível de desenvolvimento intelectual, presença de ansiedade e depressão, e maus-tratos ou abuso sexual aumentam o risco. Entre os fatores familiares de risco, estão ansiedade ou depressão, parentes com doenças crônicas (que servem como modelo para o paciente), famílias disfuncionais, com dificuldades de expressar as emoções, e baixo nível socioeconômico.[7-14]

DIAGNÓSTICO DIFERENCIAL

O diagnóstico diferencial dos transtornos com sintomas somáticos pode abranger praticamente todas as condições médicas existentes. É importante que o médico levante a suspeita do quadro desde cedo, para evitar a realização de procedimentos invasivos desnecessários ou de condutas terapêuticas possivelmente deletérias.[7-14]

Ao mesmo tempo, não se pode esquecer que alguns quadros médicos (p.ex, algumas doenças neurológicas ou autoimunes) começam com sintomas vagos, inespecíficos e cambiantes, para os quais inicialmente não se encontra nenhuma evidência objetiva. Também deve ficar claro que os transtornos com sintomas somáticos podem ocorrer juntamente com doenças físicas, devendo o profissional estar atento para tratar as duas condições.[7-14]

CURSO E PROGNÓSTICO

O curso dos transtornos com sintomas somáticos costuma ser crônico, podendo haver mudança dos quadros ao longo do tempo. Em muitos casos, os quadros com sintomas somáticos correspondem a formas de reação de determinados indivíduos a seus conflitos psicológicos, retornando ou se exacerbando em situações de estresse.[7-14]

TRATAMENTO

É fundamental que o profissional de saúde considere a existência real da dor do paciente, respeitando seu sofrimento. Os transtornos com sintomas somáticos não são simulação. O paciente realmente sente o desconforto. É um equívoco a abordagem dualista que vê como alternativas excludentes a presença de sintomas de causa orgânica ou "problemas que estão apenas na cabeça". Corpo e mente representam uma totalidade, abordada por vias diferentes. Além disso, todo sentimento tem manifestações somáticas.

O primeiro passo depois do diagnóstico é informar o paciente e a família sobre a natureza do problema, mostrando que sentimentos intensos podem gerar modificações corporais e assegurando que provavelmente não há doença física grave ou risco de vida.

O encaminhamento ao profissional de saúde mental deve ser preparado cuidadosamente. Muitas vezes, o paciente e a família resistem, justamente porque têm dificuldade de lidar com conflitos psicológicos.

Frequentemente há necessidade de utilizar múltiplas modalidades terapêuticas: psicoterapia individual, psicoterapia de grupo ou terapia familiar. Pacientes que apresentam concomitantemente quadros de depressão ou ansiedade podem se beneficiar do uso de medicação (inibidores da recaptação de serotonina).[7-14]

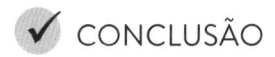 CONCLUSÃO

Os transtornos com sintomas somáticos se caracterizam pela presença de sintomas físicos por tempo prolongado, sem causa orgânica demonstrável. Frequentemente, estão associados à presença de conflitos psicológicos ou estressores psicossociais. O tratamento se realiza por psicoterapia.

REFERÊNCIAS BIBLIOGRÁFICAS

1. Escobar JI, Dimsdale JE. Somatic symptom and related disorders. In: Sadock BJ, Sadock V, Ruiz P. Kaplan and Sadock´s comprehensive textbook of psychiatry. 10.ed. Philadelphia: Wolters Kluwer, 2017. p.1827-44.
2. Stein DJ, Lochner C. Obsessive-compulsive and related disorders. In: Sadock BJ, Sadock V, Ruiz P. Kaplan and Sadock´s comprehensive textbook of psychiatry. 10.ed. Philadelphia: Wolters Kluwer, 2017. p.1785-98.
3. Black D, Andreasen N. Introductory textbook of psychiatry. Washington: American Psychiatric Publishing, 2014.
4. Hales R, Yudofsky S. The American Psychiatric Publishing Textbook of Psychiatry. 6.ed. Washington: American Psychiatric Publishing, 2014.
5. American Psychiatric Association. Diagnostic and statistical manual of mental disorders. 5.ed. Washington: American Psychiatric Association, 2013.
6. World Health Organization. International Classification of Diseases (ICD-11). Geneva: WHO, 2018. Disponível em: www.who.int/classifications/icd/en/. Acessado em 14 nov. 2018.
7. Marcelli D. Enfance et psychopathologie. 10.ed. Issy-les-Moulineux: Elsevier-Masson, 2016.
8. Marcelli D, Braconnier A. Adolescence et psychopathologie. 7.ed. Issy-les-Moulineux: Elsevier-Masson, 2009.
9. Goodman R, Scott S. Child and adolescent psychiatry. 3.ed. Oxford: Wiley-Blackwell, 2012.
10. Ajuriaguerra J. Manuel de psychiatrie de l´enfant. 2.ed. Paris: Masson, 1980.
11. Dulcan M. Dulcan´s textbook of child and adolescent psychiatry. 2.ed. Arlington: American Psychiatric Association, 2016.
12. Cheng K, Myers M. Child and adolescent psychiatry: the essentials. 2.ed. Philadelphia: Wolters Kluwer/Lippincott Williams & Wilkins, 2011.
13. Martin A, Bloch MH, Volkmar F (eds.). Lewis´s child and adolescent psychiatry: a comprehensive textbook. 5.ed. Philadelphia: Wolters Kluwer/Lippincott Williams & Wilkins, 2018.
14. Thapar A, Pine D (eds.). Rutter´s child and adolescent psychiatry. 6.ed. Oxford: Wiley & Sons, 2015.

24

A CRIANÇA
E O ADOLESCENTE DOENTES

 OBJETIVO

✓ Capacitar os profissionais de saúde que trabalham com crianças e adolescentes a lidar com os aspectos psicológicos do adoecimento e da internação hospitalar, auxiliando os pacientes e suas famílias.

INTRODUÇÃO

A Organização Mundial da Saúde conceitua a saúde como "o completo bem-estar físico, psíquico e social, ocorrendo conjuntamente, e não apenas ausência de doença ou enfermidade". O Relatório Final da 8ª Conferência Nacional de Saúde, publicado em 1986, ampliou o conceito, definindo a saúde como "a resultante das condições de alimentação, habitação, educação, renda, meio ambiente, trabalho, transporte, emprego, lazer, liberdade, acesso e posse de terra e acesso a serviços de saúde".[1]

Partindo desse novo paradigma sobre a saúde, este capítulo pretende fazer uma reflexão sistematizada sobre a criança e o adolescente doentes e hospitalizados, considerando os possíveis desdobramentos dessa situação na área da saúde mental, com o objetivo de subsidiar os profissionais de saúde no aprimoramento da assistência a essas faixas etárias.[1-7]

O ADOECIMENTO E A CULTURA

O adoecimento adquire diferentes significados, dependentes de aspectos culturais. Historicamente, na visão ocidental, o advento da anatomia patológica localizou a sede das doenças nas lesões dos órgãos, criando uma anatomoclínica que transformou o modo como o olhar médico situava o corpo do doente. A tentativa de tornar visível o invisível direcionou a investigação orgânica para níveis cada vez mais profundos, microscópicos, e multiplicou os poderes das intervenções técnicas. A cada avanço tecnológico esse conhecimento se intensifica mais, a tal ponto que atualmente é possível diagnosticar uma doença no indivíduo quando ela existe apenas como uma probabilidade estatística ou um potencial ainda não realizado.[2]

Há quase três séculos, todo o saber médico da medicina ocidental contemporânea fundamenta-se na produção de conhecimentos sobre doenças e na construção de modelos explicativos que permitam a prevenção, o diagnóstico e o tratamento. Infelizmente, às vezes o foco nos processos patológicos se acompanha de uma desvalorização das histórias pessoal, familiar e social do sujeito doente.[2]

REAÇÕES PSICOLÓGICAS AO ADOECER

O indivíduo enfermo se vê lançado em uma situação em que não pode manter seu habitual grau de autonomia, nem desempenhar suas tarefas costumeiras. Por isso, percebe a doença como uma ameaça, como uma agressão muitas vezes proveniente do interior do seu próprio corpo que, potencialmente, perturba a imagem mental que tem de si mesmo.[3,7]

Há, assim, um elemento valorativo central na vivência da enfermidade. O que define a doença, para quem está doente, não é tanto o desvio em relação aos parâmetros fisiológicos, ou o afastamento de um ideal utópico de saúde, mas a experiência de vida limitada, de uma norma vital com menor tolerância aos agravos do meio interno ou externo.

Na maior parte dos casos, estar doente implica sofrimento físico e psicológico. Ao adoecer, frequentemente o indivíduo se vê colocado em uma situação de fraqueza e de dependência. O significado que a doença vai adquirir para determinado paciente é singular e subjetivo. Cada pessoa é única, e seu modo de existir e adoecer tem características próprias e particulares.[3]

A doença pode instalar-se de forma tão central na vida da pessoa, que tudo o mais perde a importância. Quatro principais reações psicológicas podem ocorrer: negação, revolta, depressão e enfrentamento. Esta ordem não é fixa, e qualquer combinação pode ser encontrada na prática, com frequentes alternâncias.[3,4]

As reações das crianças e adolescentes ao adoecimento e à hospitalização variam de acordo com o nível de desenvolvimento emocional e cognitivo, entre outros fatores (Quadro 1):[5,7]

- Até 3 anos: em razão da grande dependência emocional dos cuidadores, predomina a ansiedade de separação;

- 3 a 5 anos: são comuns os sentimentos de culpa e punição, e as fantasias assustadoras em relação à doença, à hospitalização e aos tratamentos;
- 6 a 14 anos: os sentimentos de culpa e punição podem continuar, mas a capacidade de compreender as circunstâncias reais aumenta, facilitando a adaptação.

Na adolescência, alguns fatores podem prejudicar a adesão ao tratamento. A doença, o tratamento ou a hospitalização podem ameaçar o hedonismo característico dessa fase da vida, limitar a onipotência, comprometer a autoimagem e prejudicar a relação com o grupo social a que o adolescente pertence.[3] A resistência ou a recusa ao tratamento pode representar uma luta do adolescente para buscar a autonomia e construir a própria identidade.

Quadro 1 Fatores que determinam a reação da criança e do adolescente ao adoecimento[5,7]

Nível de desenvolvimento cognitivo e emocional
Grau de dor, comprometimento de função ou deformidade
Reação aos procedimentos e ao tratamento
Interferência na rotina
Significado da doença para a criança e para a família
Reação dos pais
Relação prévia com os pais
Afastamento dos pais (hospitalização)

DOENÇA AGUDA E DOENÇA CRÔNICA

As reações psicológicas ao adoecimento variam de acordo com a duração do comprometimento à saúde (Quadro 2). Quando a doença é aguda, ou seja, tem natureza autolimitada, há pouco impacto sobre a vida do enfermo e de sua família, ocorrendo o retorno à rotina.[5] No caso de doença crônica, com perturbação significativa no funcionamento físico ou mental, e tratamento sequencial e prolongado, ocorre maior desajustamento psicológico.[5]

As doenças crônicas são mais comuns do que se pensa em pediatria. Uma em cada 10 crianças sofre de uma doença crônica e, em 41% dos casos, ela será permanente, havendo alta incidência de problemas psicopatológicos (15%), em comparação com a população em geral (7%).[5]

A incapacidade e as limitações impostas pelas doenças crônicas podem perturbar o desenvolvimento emocional de crianças e adolescentes, interferindo na estruturação psíquica. A superproteção familiar, o medo da evolução da doença e os impedimentos às atividades normais do dia a dia podem prejudicar a adaptação à vida, o desenvolvimento da autonomia e o aprendizado.

Tem grande relevância avaliar o significado que a doença tem para a criança ou o adolescente e seus parentes, pois crenças distorcidas podem comprometer a adesão ao tratamento, o enfrentamento da doença e a qualidade de vida.[6]

O impacto da doença na infância ou adolescência depende da capacidade de adaptação da família à situação. Famílias mais ajustadas oferecem ao paciente uma base estável que permite a continuidade do desenvolvimento, mesmo na presença de problemas de saúde.

Em resumo, a história natural, a evolução da doença, o significado de adoecer para o paciente, para a família e a cultura em que está inserido, e a estrutura familiar interferem diretamente no impacto psicológico da doença crônica.

Quadro 2 Reações psicológicas ao adoecimento[5,7]

Doença aguda	
Criança ou adolescente	Regressão
	Negação
	Fantasias assustadoras em relação à doença e ao tratamento
	Sentimentos de raiva e revolta
	Medo da morte, da dor e da desfiguração (realístico ou fantasiado)
	Ansiedade diante dos procedimentos diagnósticos e do tratamento
	Recusa em colaborar com os profissionais e com os pais
	Isolamento
	Vergonha por estar doente
	Perda da autoestima
	Medo de discriminação pelos colegas
Pais	Culpa
	Negação da gravidade e da necessidade de tratamento
	Fantasias sobre as causas, a natureza e as consequências da doença
	Revolta e desconfiança em relação aos profissionais de saúde
Doença crônica	
Criança ou adolescente	Ressentimento
	Culpa
	Desânimo
	Medo de morrer
	Isolamento social
	Baixa autoestima
Pais	Exaustão
	Culpa
	Impotência
	Revolta

É importante ressaltar que nas doenças crônicas podem estar presentes todas as reações listadas nas doenças agudas.

O ADOECIMENTO E A HOSPITALIZAÇÃO

A hospitalização interrompe o curso normal da vida do indivíduo, provocando diversas reações emocionais. São comuns ansiedade, medo, fantasias mórbidas, sensação de desamparo e comportamentos regressivos (chupar o dedo, urinar na cama, etc.).

A intensidade do impacto emocional da hospitalização depende, entre outros fatores, da condição psíquica prévia, do momento de vida em que acontece a internação, da rede de apoio existente e da gravidade do estado de saúde do paciente.

As reações psicológicas podem ocorrer ou continuar após a alta hospitalar, sendo comuns apego excessivo, dependência e agressividade com os pais, regressão e distúrbios no padrão do sono ou da alimentação.[6,7]

A prevalência de transtornos psiquiátricos em pacientes hospitalizados é de 20 a 60%, sendo comuns os transtornos de ajustamento e de ansiedade e os quadros depressivos.

O ADOECIMENTO E A FAMÍLIA

Em situações de adoecimento e de crise, o apoio familiar tem fundamental importância. A família representa um alicerce para a maioria das pessoas, promovendo a estruturação dos vínculos afetivos e servindo de base de apoio e de segurança. Desempenha, portanto, um papel decisivo no auxílio à adaptação do paciente diante do diagnóstico e do tratamento, podendo tanto contribuir como prejudicar o processo terapêutico.[3-5]

Com o adoecimento do indivíduo, ocorre um desequilíbrio no núcleo familiar. A crise mobiliza a família a buscar formas adaptativas para se reorganizar, com o objetivo de superar a situação e resgatar o seu *status quo* anterior. A ameaça à identidade e à integridade do sistema familiar gera reações em seus membros, que podem afetar as condições de tratamento e as relações interpessoais, inclusive com a equipe de saúde.

O estresse e a ansiedade sofridos pelo paciente e pela família podem ser amenizados pelo oferecimento de informações claras sobre o quadro clínico e o prognóstico, de forma afetiva e respeitosa, com o uso de uma linguagem compreensível e desprovida de jargão técnico. É também fundamental que a equipe de saúde forneça apoio emocional de qualidade.

É necessário que os profissionais de saúde tenham uma conduta pautada em valores humanísticos, complementares aos aspectos técnicos. Respostas estereotipadas devem ser evitadas, respeitando-se as particularidades de cada paciente. O profissional de saúde necessita, assim, ouvir e compreender o que sentem o paciente e a família diante do adoecimento, de forma a agir de modo sensível e humano.

O convívio do profissional de saúde com os aspectos psicológicos relacionados à doença, ao doente e à família pode trazer à tona questões pessoais que vão interferir na condução do tratamento, o que por vezes justifica apoio psicológico para a equipe de saúde.

DESAFIOS ATUAIS

O grande avanço tecnológico nos últimos anos permite que hoje portadores de doenças crônicas vivam mais e tenham melhor qualidade de vida. A essa mudança corresponde o desafio de buscar tratamentos específicos, ajustados à singularidade de cada caso, permitindo que o paciente viva com a doença, e não para a doença.

 ## CONCLUSÕES

O paciente e a família podem vivenciar o adoecimento como uma agressão ou uma punição. São comuns os sentimentos de culpa, angústia, medo e ameaça de morte.

As reações ao adoecimento, aos tratamentos e à internação variam de acordo com a gravidade, o grau de limitação e a cronicidade da doença, dependendo também do nível de desenvolvimento cognitivo e emocional da criança e do adolescente e do apoio recebido pela família.

A internação causa uma ruptura na história do indivíduo, perturbando sua rotina e sua vida relacional, podendo gerar uma desestruturação pontual ou crônica do sistema familiar.

É fundamental que os profissionais de saúde que trabalham com crianças e adolescentes atentem para os aspectos subjetivos envolvidos no adoecimento e na hospitalização, oferecendo apoio psicológico aos pacientes e suas famílias.

REFERÊNCIAS BIBLIOGRÁFICAS

1. Ministério da Saúde: Anais da 8ª Conferência Nacional de Saúde: Brasília, 1986.
2. Bezerra Jr. B. O normal e o patológico: uma discussão atual. In: Souza NA, Pitangui J. Saúde, corpo e sociedade. Rio de Janeiro: Editora UFRJ, 2006. p.91-109.

3. Caixeta M. A psicologia do doente. Rio de Janeiro: Guanabara Koogan, 2005.
4. Andreoli P (org.). Psicologia hospitalar. Barueri: Manole, 2013.
5. Angerami-Camon V (org.). E a psicologia entrou no hospital. São Paulo: Pioneira, 1996.
6. Baptista MN, Dias RR. Psicologia hospitalar: teoria, aplicações e casos clínicos. Rio de Janeiro: Guanabara Koogan, 2014.
7. Almeida RS, Brasil H. A criança doente. In: Brasil MA et al. Psicologia médica: a dimensão psicossocial da prática médica. Rio de Janeiro: Guanabara Koogan, 2012.

25

A CRIANÇA, O ADOLESCENTE E A VIOLÊNCIA

OBJETIVOS

✓ Sensibilizar e capacitar os profissionais de saúde para a atenção integral de crianças, adolescentes e famílias em situação de violência.
✓ Detectar, conhecer e compreender os possíveis impactos das situações de violência na saúde e na qualidade de vida das crianças e adolescentes.

INTRODUÇÃO

Este capítulo aborda o fenômeno da violência e suas possíveis repercussões, agravos ou danos na saúde física e mental de crianças e adolescentes.

No Brasil, as duas últimas décadas viram um grande avanço nas políticas públicas voltadas para a infância e a adolescência, ampliando os direitos dessa faixa etária e implementando estratégias de saúde que resultaram na diminuição da mortalidade infantil. Atualmente, causas externas (acidentes e violência) ocupam o primeiro lugar nas taxas de mortalidade na faixa etária de 1 a 19 anos.[1]

Menos visíveis, porém mais disseminados, são os efeitos da violência silenciosa no desenvolvimento de crianças e adolescentes, com danos muitas vezes graves na vida adulta. O fenômeno da violência e suas repercussões nefastas representam um desafio para os profissionais de saúde e para a sociedade.[2]

DEFINIÇÃO

A Organização Mundial da Saúde (OMS) define violência como "o uso intencional da força ou do poder físico, de fato ou como ameaça, contra si mesmo, ou contra uma pessoa ou grupo, que cause ou tenha muita probabilidade de causar lesões, morte, danos psíquicos, transtornos do desenvolvimento ou privação".[2]

CLASSIFICAÇÃO DOS TIPOS DE VIOLÊNCIA

O Relatório Mundial sobre Violência e Saúde (OMS, 2002) categorizou a violência, a partir de suas manifestações empíricas, em quatro subgrupos:[2]

1. Violência autoinfligida: constituída por comportamentos suicidas e autoabusos.
2. Violência interpessoal: classificada em dois âmbitos – intrafamiliar (entre membros da família) e comunitário (no ambiente social, como escolas, locais de trabalho, prisões, etc.).
3. Violência coletiva: ocorre nos âmbitos macrossociais, políticos e econômicos.
4. Violência estrutural: refere-se aos processos sociais, políticos e econômicos que reproduzem e cronificam a fome, a miséria e as desigualdades sociais, de gênero e de etnia, e mantêm o domínio tirânico de adultos sobre as crianças e os adolescentes. Essa forma se perpetua nos processos históricos, se repete e se naturaliza na cultura.

COMPORTAMENTO SUICIDA

O comportamento suicida, com base na intencionalidade do indivíduo, pode ocorrer em vários níveis: ideação suicida, ameaça suicida, gesto suicida, tentativa de suicídio e suicídio exitoso. É um fenômeno complexo e universal, que atinge todas as culturas, classes sociais e idades. Tem etiologia multivariada, englobando elementos neurobiológicos, genéticos, sociais, psicológicos (conscientes e inconscientes), culturais e ambientais.[3-6]

O suicídio está entre as dez principais causas de morte em todo o mundo, para todas as faixas etárias, e entre as três principais em jovens com idade entre 15 e 34 anos. A taxa de suicídio vem crescendo substancialmente nos últimos 5 anos, sobretudo entre adolescentes e idosos.[2,5]

No Brasil, observam-se as seguintes frequências, divididas por grupos etários:[1,2,4]

- 0 a 9 anos: 43 crianças se suicidaram entre 2000 e 2008, o que corresponde a 0,1% do total de mortes por essa causa (mesmo com taxas baixas, o suicídio nesta fase da vida é impactante, ainda que se trate de um evento único);
- 10 a 19 anos: 6.574 adolescentes suicidaram-se no mesmo período. A taxa média foi 2/100 mil, 9% do total de todos os suicídios que ocorrem no país;

- Tentativas de suicídio: 5.700 internações de crianças de 0 a 9 anos, de 2000 a 2009, correspondendo a 5,7% das hospitalizações por essa causa. Em adolescentes, foram 15.031 internações no mesmo período, o que representa 15,1% de todos os grupos etários;
- Ideação suicida: um estudo longitudinal, realizado em São Gonçalo (RJ), com 500 crianças a partir de 6 anos, mostrou que 3,2% já tinham pensado em se suicidar. Outro estudo, em Porto Alegre (RS) e Erechim (RS), com 730 adolescentes (13 a 19 anos), encontrou 253 casos de ideação suicida (34,7%), sendo 176 (69,6%) do sexo feminino. Pesquisa realizada em escolas públicas e privadas de dez capitais brasileiras, com 1.686 adolescentes, constatou que 29,7% já havia tido ideação suicida e que destes, 43,9% apresentavam baixa autoestima.[1,2,4]

O Mapa da Violência 2014, publicado pela FLACSO/Governo Federal (Waiselfisz, 2014) apontou que no Brasil, entre 2002 e 2012, houve crescimento de 40% da taxa de suicídio entre 10 e 14 anos e de 33,5% na faixa etária de 15 a 19 anos. No total, houve aumento de 33,6% dos suicídios no país, superior ao crescimento da população nesse período, que foi de 11,1%.[3]

Infelizmente, o suicídio é ainda um tabu em muitas sociedades, que evitam a discussão franca e aberta sobre o tema. Assim, são poucos os países que priorizam os programas de prevenção do suicídio.

Quadro 1   Fatores de risco e de proteção para ideação, tentativas de suicídio e suicídio consumado em crianças e adolescentes[4]

Fatores de risco	Fatores de proteção
• Medidas disciplinares inconsistentes e rígidas, aplicadas por pais ou responsáveis, seja por crueldade, seja com intuito de educar • Perdas (separações, morte dos pais) • Dificuldade de comunicação • Isolamento social • Convivência com portadores de problemas mentais • Abuso de álcool e drogas • Histórias familiares anteriores de suicídio ou de automutilações • Para os adolescentes, problemas de relacionamento com namorados ou amigos, baixa autoestima e mau desempenho escolar	• Ausência de transtorno depressivo e de abuso de substâncias • Imaturidade cognitiva para vivenciar desesperança ou formular plano de suicídio • Acesso restrito a meios letais • Presença de rede de apoio familiar, na comunidade e na escola • Boa relação com os membros da família, apoio familiar e a confiança em alguém • Boas habilidades sociais, busca por ajuda e conselhos, senso de valor pessoal, abertura para novas experiências e aprendizados, habilidade em comunicar-se, receptividade para ser ajudado e presença de projetos de vida • Valores culturais, lazer, esporte, religião, boas relações com amigos e colegas, boas relações com professores e outros adultos, apoio de pessoas relevantes e amigos que não usam drogas

CLASSIFICAÇÃO DA NATUREZA DA VIOLÊNCIA

Abuso físico

É todo ato violento, com uso da força física, de forma intencional, não acidental, praticado por pais, responsáveis, parentes ou pessoas próximas da criança ou do adolescente, que pode ferir, lesar, provocar dor e sofrimento ou destruir a pessoa, deixando ou não marcas evidentes no corpo. Apesar de subnotificada, é a forma de violência mais identificada pelos serviços de saúde.[2]

Duas síndromes consideradas como violência física, muito comuns na vivência dos profissionais de saúde que lidam com pediatria, são a síndrome do bebê sacudido (causada por violenta movimentação da criança, segurada pelos braços ou pelo tronco, que provoca choque entre a calota craniana e o tecido encefálico deslocado, causando desde micro-hemorragias até hemorragias maciças e rompimento do tecido nervoso); e a síndrome de Münchausen por procuração (caracterizada pela criação, por um dos responsáveis ou cuidador, de sinais ou sintomas que simulam doenças em seus filhos. Os responsáveis chegam a falsificar o material colhido para exames, induzindo o médico a tratamentos desnecessários ou a investigações cada vez mais complexas e agressivas).[2]

Abuso psicológico

É toda ação que coloca em risco ou causa dano à autoestima, à identidade ou ao desenvolvimento da criança ou do adolescente (p.ex., agressões verbais ou gestuais com o objetivo de aterrorizar, rejeitar, humilhar, restringir, depreciar, discriminar, desrespeitar e isolar a vítima). As formas mais frequentes são: ofensas diretas, testemunho da violência, síndrome da alienação parental, assédio moral, *bullying* e *cyberbullying*.[2]

Abuso sexual

É todo ato ou jogo sexual com intenção de estimular sexualmente a criança ou o adolescente, visando utilizá-lo para obter satisfação sexual, em que os autores da violência estão em estágio de desenvolvimento psicossexual mais adiantado que a criança ou o adolescente vitimado. Abrange relações homo ou heterossexuais, podendo ocorrer nas seguintes variedades: estupro, incesto, assédio sexual, exploração sexual, pornografia, pedofilia, manipulação de genitália, mamas e ânus, ato sexual completo com penetração, imposição de intimidades, exibicionismo, jogos sexuais e práticas eróticas não consentidas e impostas, obtenção de prazer sexual por meio da observação ou *voyeurismo*.[2]

Negligência ou abandono

Caracteriza-se pelas omissões dos adultos cuidadores de crianças ou adolescentes, que deixam de prover as necessidades básicas para seu desenvolvimento físico, emocional e social; inclui privação de medicamentos, falta de atendimento à saúde e à educação, descuido com a higiene, falta de estímulo, falta de proteção de condições climáticas e falta de atenção necessária para o desenvolvimento físico, moral e espiritual.[2]

MODELO ECOLÓGICO DAS RAÍZES DA VIOLÊNCIA

O relatório da OMS citado propõe um modelo ecológico para explicar as raízes da violência, compreendendo quatro níveis (Figura 1).[2]

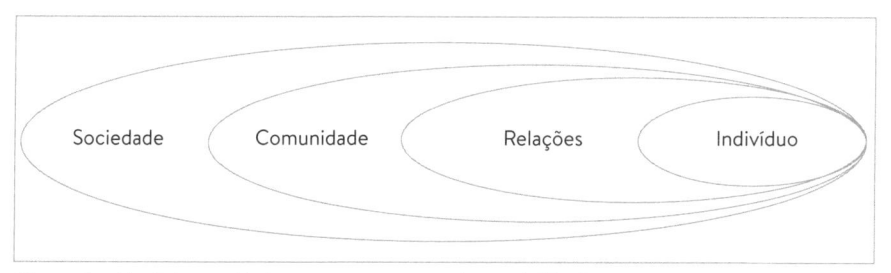

Figura 1 Modelo ecológico para compreender a violência.
Fonte: Krug et al., 2002.

No primeiro nível, encontram-se os fatores biológicos e pessoais, com características que aumentam a possibilidade de o indivíduo ser vítima ou perpetrador de violência. No segundo nível, estão os fatores relacionais, evidenciando as interações sociais nos âmbitos mais próximos dos companheiros, dos colegas, dos parceiros íntimos e dos membros da família e sua influência na vitimação ou perpetração da violência.

No terceiro nível, estão os fatores comunitários, como os locais de trabalho, a escola, a vizinhança e sua influência na dinâmica da violência. No quarto nível, estão os fatores sociais mais amplos, como normas culturais que justificam a violência como forma de resolver conflitos, machismo, cultura adultocêntrica e regras sociais implícitas ou explícitas que validam o uso abusivo da força pela polícia.

AGRESSIVIDADE E VIOLÊNCIA

A agressividade é um impulso inato, essencial à sobrevivência, à defesa e à adaptação dos seres humanos. É um elemento protetor que possibilita a construção do espaço interior do indivíduo, promovendo a diferenciação entre o eu e o outro. Portanto, a agressividade, ao contrário da violência, inscreve-se no próprio processo de constituição da subjetividade.[1-3]

A transformação da agressividade em violência é um processo ao mesmo tempo psicológico e social, para o qual contribuem o ambiente cultural, as formas de relações familiares e comunitárias e também as idiossincrasias dos sujeitos.

VIOLÊNCIA E FAMÍLIA

Em certas famílias, a violência se estabelece como uma forma de comunicação, transformando os conflitos em intolerância, abusos e opressão.[4]

Por vezes, o comportamento violento faz parte de uma cultura que se cristaliza em costumes, atitudes e crenças, configurando um verdadeiro efeito cascata: praticada pelos avós com os pais, a violência repercute na geração dos filhos que a praticarão com os netos e assim sucessivamente, caso não seja diagnosticada e devidamente tratada.

Embora seja frequente na maioria dos países do mundo, o castigo corporal não deve ser utilizado como recurso pedagógico para impor limites às crianças e aos adolescentes, porque compromete a internalização das regras morais (levando ao aprendizado por medo da punição, e não pela consciência da inadequação do comportamento) e transmite modelos agressivos para a resolução de problemas.

Fatores de risco e de proteção para a violência

Fatores de vulnerabilidade (ou de risco) à violência são as circunstâncias da vida ou atributos pessoais que facilitam que a criança ou o adolescente se torne vítima ou agente de violência em um determinado momento. Também foram identificados fatores de proteção (Quadro 2).[4]

Quadro 2 Fatores de risco e de proteção para situações de violência intrafamiliar na infância e na adolescência[4]

Fatores de risco	Fatores de proteção
Distribuição desigual de autoridade e poder (conforme os papéis de gênero, sociais, sexuais, atribuídos a seus membros)	Autoridade e poder compartilhados e dialogados
Relações familiares rigidamente centradas em papéis e funções definidos (sem espaço para flexibilidade)	Relações familiares flexíveis, mantendo o exercício da educação com autoridade e afeto, sem autoritarismo

(continua)

Quadro 2 Fatores de risco e de proteção para situações de violência intrafamiliar na infância e na adolescência[4] (*continuação*)

Fatores de risco	Fatores de proteção
Famílias "misturadas" (diferenciação difusa de papéis e limites; nível baixo de autonomia de seus membros)	Incentivo à autonomia e à liberdade de reflexão e ação
Famílias em permanente tensão, impulsivas e agressivas (com dificuldades de diálogo, mal equipadas para lidar com conflitos)	Gosto pelo diálogo, interesse pela vida dos familiares (prática das habilidades interativas para aliviar as pressões cotidianas)
Família fechada em si mesma, sem abertura para o mundo externo (padrões de conduta repetitivos)	Boa convivência familiar, aliada à troca com o mundo externo
Famílias em situação de crise e de perdas, sem recursos para lidar com ambas as situações	Famílias que aprenderam a lidar com as crises, crescendo com elas
Modelo parental violento na família de origem de um dos cônjuges	Ausência de situações de violência nas famílias de origem dos pais
Uso abusivo de drogas	Ausência de uso ou uso social ou recreativo de drogas, minimizando a violência familiar
Antecedentes criminais ou uso de armas na família	Ausência de antecedentes criminais e de uso de armas na família
Problemas psicológicos ou psiquiátricos agudos ou crônicos na família	Ausência ou bom gerenciamento de transtornos mentais na família
Famílias com dependência financeira ou emocional e baixa autoestima	Famílias que estimulam a independência e a autoestima dos seus membros

Fonte: Njaine, Assis, Constantino, 2009.

Em algumas partes do mundo, a globalização tem aprofundado desigualdades em termos de renda, levando à fragilização da coesão social que protege contra a violência interpessoal. As diversas faces da violência social apresentam impactos diretos sobre as famílias, afetando todos os seus membros, que podem sofrer ou praticar violências, potencializando seus efeitos na sociedade.[2,4,5]

REPERCUSSÕES DA VIOLÊNCIA NA SAÚDE DE CRIANÇAS E ADOLESCENTES

Entre as consequências da violência na vida de crianças e adolescentes, encontram-se absenteísmo e abandono escolar, baixo rendimento na aprendizagem, fuga de casa (muitas vezes para as ruas), ideação suicida e comportamentos violentos. Um estudo apontou que adolescentes expostos à violência familiar se mostraram 3 vezes mais propensos a apresentar problemas do que os expostos à violência urbana, indicando a relevância das relações familiares para uma boa condição de saúde mental.[4-6]

Pesquisas neurocientíficas atuais demonstram que maus-tratos na infância podem ter consequências cruciais no desenvolvimento do cérebro humano, acarretando perturbações na estrutura e no funcionamento do sistema nervoso central, com sequelas cognitivas, comportamentais e sociais. Alguns estudos mostraram que vítimas de violência apresentam disfunção do eixo hipotálamo- -pituitária-adrenal e aumento da secreção do cortisol.[4-6]

São comuns em crianças que sofreram maus-tratos os seguintes problemas de saúde: enxaqueca, cefaleias, dor crônica, depressão, ansiedade, transtornos alimentares e sintomas psicossomáticos.[4-6]

PREVENÇÃO DA VIOLÊNCIA

As estratégias de promoção da saúde e de prevenção da violência compreendem a criação de vínculos afetivos sólidos e o fortalecimento da resiliência (capacidade de superar adversidades e de lidar positivamente com situações difíceis).[4-6]

Outra estratégia importante é a promoção de uma cultura da paz, em que se permita desenvolver habilidades para transformar conflitos destrutivos em caminhos construtivos, aumentar a tolerância diante das diferenças e construir soluções satisfatórias para os conflitos interpessoais. A solução dos conflitos depende, em grande parte, da clareza e da eficácia da comunicação e da construção de relações de confiança e de respeito.

Como agir nos casos de violência contra crianças e adolescentes

Em 2010, o Ministério da Saúde lançou o documento "Linha de Cuidado para a Atenção Integral à Saúde de Crianças, Adolescentes e suas Famílias em Situação de Violências", com o propósito de sensibilizar e orientar gestores e profissionais de saúde no sentido da articulação do cuidado (desde a atenção primária até os níveis mais complexos do sistema de saúde) e da interação com os demais sistemas para a garantia de direitos, proteção e defesa de crianças e adolescentes.[1]

Segundo as orientações desse documento, diante de um caso de violência, devem-se tomar as seguintes condutas:

- Acolher a criança ou adolescente e sua família de forma empática e respeitosa;
- Realizar a consulta clínica (anamnese, exame físico e planejamento da conduta);

- Notificar o caso (preencher a ficha específica e encaminhá-la ao Sistema de Vigilância de Violências e Acidentes – VIVA – da Secretaria Municipal de Saúde e ao Conselho Tutelar);
- Fazer o seguimento na rede de cuidado e de proteção social.

O documento recomenda que cada município organize e estruture a sua rede de saúde, articulando-a com as redes da assistência social e de educação e com os sistemas de Justiça, Segurança Pública, Ministério Público, Defensoria Pública, Varas da Infância e Juventude, Conselho Tutelar, conselhos de direitos e sociedade civil.

DESAFIOS ATUAIS

Com o avanço das pesquisas e o maior conhecimento sobre os impactos da violência na saúde física e mental de crianças e adolescentes a curto, médio e longo prazos, é urgente a mudança de crenças, mitos e comportamentos que mantêm a cascata da violência.

O maior desafio ainda é a detecção precoce de crianças e adolescentes sob risco ou sob a vigência de situações de violência, de forma a romper o ciclo de relações interpessoais abusivas e condições familiares e sociais adversas.[7]

ORIENTAÇÃO AOS PAIS

Por meio de maior conhecimento e compreensão da dinâmica e da percepção das situações de violência no contexto familiar, os profissionais de saúde podem propor novas possibilidades de relacionamento interpessoal e práticas educacionais não abusivas, contribuindo para o pleno desenvolvimento físico e psíquico das crianças e dos adolescentes.

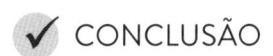 CONCLUSÃO

A convivência com situações de violência tem grande impacto na saúde física e mental da criança e do adolescente a curto, médio e longo prazos, podendo gerar graves consequências na vida adulta.[7] Quanto mais cedo as situações de violência forem detectadas, identificadas e interrompidas, maiores serão as chances de prevenir seus efeitos deletérios. Para tanto, é necessário minimizar os fatores de risco e maximizar os fatores de proteção. Uma das melhores prevenções da violência é a promoção da cultura da paz.

REFERÊNCIAS BIBLIOGRÁFICAS

1. Brasil. Ministério da Saúde. Linha de cuidado para a atenção integral a crianças, adolescentes e suas famílias em situação de violências: orientação para gestores e profissionais de saúde. Brasília: Ministério da Saúde, 2010.
2. Krug EG et al. Relatório mundial sobre violência e saúde. Genebra: Organização Mundial da Saúde, 2002.
3. Waiselfisz JJ. Mapa da violência: os jovens do Brasil. FLACSO/Governo Federal: Brasília, 2014. Disponível em: www.juventude.gov.br/juventudeviva.
4. Njaine K, Assis SG, Constantino P (orgs.). Impactos da violência na saúde. 2.ed. Rio de Janeiro: Fiocruz, 2009.
5. World Health Organization. Global status report on violence prevention 2014. Geneva: WHO, 2014. Disponível em: www.who.int/violence_injury_prevention/violence/status_report/2014/en/.
6. Habigzang LF, Koller SH et al. Violência contra crianças e adolescentes: teoria, pesquisa e prática. Porto Alegre: Artmed, 2012.
7. Abranches CD. A (in) visibilidade da violência psicológica familiar e a saúde mental de adolescentes usuários de um Hospital Pediátrico Público Terciário. (tese). Rio de Janeiro: Instituto Nacional de Saúde da Mulher, da Criança e do Adolescente/Fundação Oswaldo Cruz, 2012.

26

ABUSO DE SUBSTÂNCIAS PSICOATIVAS

 OBJETIVOS

✓ Introduzir o problema do abuso de substâncias psicoativas, situando-o no contexto epidemiológico do Brasil.
✓ Fornecer elementos para uma primeira abordagem da criança ou adolescente usuário de substâncias psicoativas.

INTRODUÇÃO

Desde os primórdios da humanidade, os seres humanos têm usado substâncias que alteram o funcionamento mental. O tipo de substância, a forma de utilização, os objetivos dos usuários e o grau de aceitação da sociedade variam imensamente de cultura para cultura e mesmo dentro de uma determinada cultura.

Em algumas civilizações, substâncias que alteram o estado de consciência estavam relacionadas a práticas religiosas. Na cultura globalizada contemporânea, as drogas psicoativas são fundamentalmente utilizadas para fins terapêuticos (psicofármacos) e recreativos. As drogas de uso recreativo podem ser divididas entre aquelas que são sancionadas legalmente pela sociedade (drogas lícitas, como álcool, tabaco e cafeína) e aquelas têm sua utilização proibida por lei (drogas ilícitas, como maconha, cocaína e *ecstasy*).

Recentemente, tem se acirrado a discussão sobre as drogas ilícitas na sociedade brasileira, surgindo propostas de descriminalização do usuário e mesmo de liberação de algumas drogas, como a maconha. A questão é complexa, tangenciando questões filosóficas como os limites da liberdade individual diante dos direitos da comunidade e problemas de ordem política, econômica e cultural.

Independentemente da posição que se adote nessa discussão, é inegável que o mau uso das drogas psicotrópicas, lícitas ou ilícitas, pode gerar consequências graves para o usuário e para a sociedade, com custo humano, econômico e social altíssimo.

No caso da infância e da adolescência, o uso de drogas psicotrópicas pode ter sérias consequências no desenvolvimento, comprometendo os aspectos cognitivo, emocional e social.[1-14]

DEFINIÇÕES[1-4,6-13]

- Intoxicação: síndrome reversível causada pela utilização de uma substância psicoativa, afetando comportamento, estado de consciência, orientação, humor, memória, julgamento e relacionamentos interpessoais;
- Abstinência: síndrome causada pela suspensão ou pela diminuição do uso de uma substância psicoativa utilizada regularmente por um longo período, causando sinais e sintomas fisiológicos e alterações psicológicas no comportamento, nos afetos e no pensamento;
- Tolerância: fenômeno que se caracteriza pela diminuição do efeito de uma droga psicoativa com o uso repetido, tornando necessário aumento da dose para obter o mesmo efeito;
- Abuso: uso de drogas psicoativas de maneira recorrente, comprometendo a saúde física e mental, as interações sociais e familiares, a vida acadêmica e laborativa;
- Dependência: uso de drogas psicoativas de maneira recorrente, comprometendo a saúde física e mental, as interações sociais e familiares, a vida acadêmica e laborativa, desenvolvendo-se o fenômeno da tolerância, podendo haver abstinência se há tentativa de reduzir o uso da droga.

O DSM-5 utiliza apenas a categoria transtorno de uso de substâncias, tendo deixado de lado os termos abuso e dependência, julgando-os inespecíficos e de pouca utilidade na clínica.[4]

ASPECTOS CARACTERÍSTICOS

As drogas psicoativas podem causar diversas síndromes psiquiátricas (Tabela 1).[1-13]

Tabela 1 Síndromes psiquiátricas associadas a drogas psicoativas[1-13]

Álcool	Intoxicação, abstinência, *delirium* por abstinência, demência, transtorno psicótico, transtorno de humor, transtorno de ansiedade, transtorno de sono, transtornos sexuais
Sedativos, hipnóticos, ansiolíticos	Intoxicação, abstinência, *delirium* por abstinência, transtorno psicótico, transtorno de humor, transtorno de ansiedade, transtorno de sono, transtornos sexuais, demência
Opioides	Intoxicação, abstinência, *delirium* por abstinência, transtorno psicótico, depressão, transtorno de ansiedade, transtorno de sono, transtornos sexuais
Psicoestimulantes, incluindo cocaína	Intoxicação, abstinência, *delirium*, transtorno psicótico, transtorno de humor, transtorno de ansiedade, transtorno de sono, transtornos sexuais
Maconha	Intoxicação, abstinência, *delirium*, transtorno psicótico, transtorno de ansiedade, transtorno de sono
Alucinógenos	Intoxicação, *delirium* por intoxicação, transtorno psicótico, transtorno de humor, transtorno de ansiedade
Inalantes	Intoxicação, *delirium* por intoxicação, transtorno psicótico, transtorno de humor, transtorno de ansiedade, demência
Tabaco	Abstinência, problemas de sono

A Tabela 2 apresenta os sinais e sintomas mais característicos das síndromes de intoxicação e abstinência das principais drogas psicoativas.

Tabela 2 Sinais e sintomas de intoxicação e abstinência das principais drogas psicoativas[1-13]

Álcool, sedativos, hipnóticos e ansiolíticos	
Intoxicação	Perturbação do comportamento (impulsividade, agressividade, labilidade emocional, julgamento comprometido), fala arrastada, incoordenação, marcha atáxica, nistagmo, perturbação da atenção e da memória, estupor e coma
Abstinência	Hiperatividade autonômica, tremor, insônia, náusea, vômitos, alucinações visuais, táteis e auditivas, agitação psicomotora, ansiedade, convulsões tônico-clônicas generalizadas
Opioides	
Intoxicação	Euforia, apatia, disforia, agitação ou retardo psicomotor, julgamento comprometido, constrição pupilar, sonolência, coma, perturbação do estado de consciência
Abstinência	Humor disfórico, náusea, vômitos, dores musculares, lacrimejamento, rinorreia, dilatação pupilar, piloereção, sudorese, diarreia, febre, insônia, bocejos

(continua)

Tabela 2 Sinais e sintomas de intoxicação e abstinência das principais drogas psicoativas[1-13] (*continuação*)

Psicoestimulantes (inclusive cocaína)	
Intoxicação	Euforia, apatia, agitação psicomotora, hipervigilância, ansiedade, tensão, raiva, comportamentos estereotipados, paranoia, julgamento comprometido, conflitos interpessoais, taquicardia ou bradicardia, dilatação pupilar, pressão arterial elevada ou reduzida, sudorese, calafrios, náusea, vômitos, depressão respiratória, arritmias cardíacas, confusão, convulsões, coma
Abstinência	Humor disfórico, fadiga, pesadelos, insônia ou hipersonia, aumento do apetite, agitação ou retardo psicomotor, ânsia pela droga
Maconha	
Intoxicação	Incoordenação motora, euforia, ansiedade, julgamento comprometido, isolamento, injeção conjuntival, aumento do apetite, boca seca, taquicardia
Abstinência	Irritabilidade, agressividade, raiva, ansiedade, insônia, diminuição do apetite, inquietação, humor deprimido, dor abdominal, tremor, sudorese, febre, calafrios, cefaleia
Alucinógenos	
Intoxicação	Ansiedade, depressão, paranoia, ideias de referência, julgamento comprometido, alterações do estado de consciência, despersonalização, desrealização, ilusões, alucinações, dilatação pupilar, taquicardia, sudorese, palpitações, borramento visual, tremor, incoordenação
Abstinência	Alteração persistente de percepção por uso de alucinógeno: reexperimentação das alterações de percepção causadas na intoxicação por alucinógeno após a cessação do uso (alucinações, clarões de cor, cores intensificadas, halos em volta dos objetos, macropsia, micropsia, etc.)
Inalantes	
Intoxicação	Combatividade, beligerância, euforia, apatia, perturbação do julgamento, tontura, nistagmo, incoordenação, fala arrastada, marcha atáxica, letargia, diminuição dos reflexos, retardo psicomotor, tremor, fraqueza muscular, diplopia, visão borrada, estupor, coma
Tabaco	
Abstinência	Irritabilidade, raiva, ansiedade, dificuldade de concentração, aumento do apetite, inquietação, humor deprimido, insônia
Cafeína	
Intoxicação	Inquietação, excitação, ansiedade, insônia, rubor facial, diurese, perturbação gastrointestinal, tremores musculares, fala prolixa e circunstancial, taquicardia, arritmias cardíacas, agitação psicomotora
Abstinência	Cefaleia, cansaço, sonolência, dificuldade de concentração, náusea, vômitos, dor muscular

EPIDEMIOLOGIA

Estudos epidemiológicos têm evidenciado nos últimos anos índices de uso de drogas cada vez maiores, tanto no Brasil como em outros países.

Na infância e na adolescência, a frequência do uso de drogas é expressiva, conforme estudo realizado pelo Centro Brasileiro de Informações sobre Drogas da Unifesp (CEBRID), por meio de entrevistas domiciliares nas 108 cidades com mais de 200 mil habitantes do Brasil em 2005 (Tabelas 3 e 4).[14]

Tabela 3 Consumo na vida de drogas psicoativas na faixa etária de 12 a 17 anos no Brasil[14]

Bebidas alcoólicas	48,3%
Tabaco	15,7%
Solventes	3,4%
Maconha	3,5%

Tabela 4 Dependência de drogas psicoativas na faixa etária de 12 a 17 anos no Brasil[14]

Álcool	5,2%
Tabaco	0,6%
Maconha	0,6%

Em 2004, o CEBRID realizou um estudo epidemiológico (o quinto de uma série a partir de 1987) por meio de entrevistas com estudantes de ensino fundamental e médio em 27 capitais brasileiras, com um total de 48.155 estudantes entrevistados (Tabela 5).[15] O estudo encontrou frequência de 22,6% de uso na vida de qualquer droga, exceto álcool e tabaco, em todo o Brasil. Evidenciou também que o início do uso de drogas frequentemente ocorre muito cedo. No caso do álcool, a média de idade do primeiro uso foi de 12,5 anos. O uso de anabolizantes, maconha, energéticos, cocaína e esteroides têm maior frequência no sexo masculino, enquanto anfetamínicos e ansiolíticos são mais utilizados no sexo feminino.

Tabela 5 Uso de drogas psicotrópicas no Brasil[15]

Faixas etárias	10 a 12 anos	13 a 15 anos	16 a 18 anos
Maconha	0,6%	3,9%	11,2%
Cocaína	0,5%	1,4%	2,8%
Crack	0,2%	0,6%	1,1%
Tabaco	7%	24,7%	39,7%
Álcool	41,2%	69,5%	80,8%

As demais drogas utilizadas nas três faixas etárias (aumento de uso com a idade) são: anfetamínicos, solventes, ansiolíticos, anticolinérgicos, barbitúricos, opiáceos, xaropes, alucinógenos, orexígenos, energéticos, esteroides/anabolizantes, tabaco e álcool.[15]

Alunos que já fizeram uso de drogas tiveram maiores índices de falta às aulas que os que nunca experimentaram drogas. O tipo, a frequência e o grau de utilização de drogas não foram influenciados pela classe socioeconômica.[15]

O estudo evidenciou ainda que o bom relacionamento com os pais, a ligação com alguma religião e o engajamento em um trabalho são fatores de proteção para o abuso de álcool.[15]

CONSIDERAÇÕES ETIOLÓGICAS

Como em outros transtornos mentais, o abuso de substâncias está associado à interação complexa de diversos fatores constitucionais e ambientais. A presença de abuso de álcool e drogas em membros da família é um importante indicador de risco para o problema, tanto por fatores genéticos diretos e indiretos como por modelagem do comportamento.[1-3,6-13]

A presença de um transtorno externalizante (transtorno hipercinético, transtorno de conduta, transtorno desafiador opositivo) aumenta consideravelmente o risco de o indivíduo abusar de substâncias psicoativas, provavelmente pela impulsividade presente em portadores desses transtornos.[1-3,6-13]

O pertencimento a um meio cultural que endossa o uso de drogas psicoativas como parte de um determinado estilo de vida partilhado pelo grupo (p.ex., gangues, seitas religiosas, comunidades ligadas à contracultura) também aumenta o risco, mostrando a importância da pressão social como fator contribuidor para o abuso de substâncias.[1-3,6-13]

AVALIAÇÃO

Deve-se buscar a criação de uma relação de confiança, baseada na postura clara, empática e sem julgamentos, ao mesmo tempo mantendo-se a honestidade quanto ao problema. O profissional deve deixar claro que há limites para a confidencialidade do que é comunicado pelo paciente, havendo a obrigação de contato com a família em caso de risco.

É fundamental entrevistar diversas fontes de informação para coletar a história (pais, família, professores, colegas, etc.), uma vez que o paciente tende a negar ou minimizar o problema. O Quadro 1 apresenta as informações mais importantes a serem obtidas na entrevista.

Quadro 1 Informações importantes na entrevista de pacientes que abusam de drogas psicoativas[1-3,6-13]

Início do uso
Frequência e intensidade do uso
Ambiente em que acontece o uso
Fatores desencadeantes do uso
Sinais e sintomas mentais
Contexto cultural em que acontece o uso
História de vida do paciente
História familiar
História social e acadêmica

Deve-se proceder a uma avaliação clínica completa, com exame físico detalhado e exames complementares, incluindo-se os exames de detecção urinária de drogas. É importante lembrar que a maioria das drogas pode ser detectada na urina apenas durante alguns dias depois do uso.[1-3,6-13]

COMORBIDADES

O abuso de substâncias está, na maior parte dos casos, associado à presença de outros transtornos mentais, que interagem de maneira complexa com o abuso, podendo ter sido os desencadeadores do quadro ou surgindo como consequência do uso de drogas. É comum a presença de transtornos externalizantes (transtorno hipercinético, transtorno desafiador opositivo, transtorno de conduta). Também são frequentes os quadros depressivos, os transtornos de ansiedade e os transtornos de personalidade.[1-3,6-13]

CURSO E PROGNÓSTICO

O prognóstico é variável, dependendo da substância usada, da gravidade e da intensidade do uso, dos transtornos mentais concomitantes, da personalidade do indivíduo e da estrutura familiar e social de apoio. De um modo geral, o curso é crônico, com frequentes recaídas.[1-3,6-13]

TRATAMENTO

O tratamento é multimodal, utilizando diversas abordagens terapêuticas em associação, dependendo das circunstâncias de cada caso. O objetivo deve ser a redução ou a suspensão completa do uso da droga, ao mesmo tempo criando uma rede de apoio familiar, social e terapêutica que procure fazer o paciente se reintegrar à vida normal.[1-3,6-13]

A psicofarmacoterapia pode ser utilizada para a própria dependência (p.ex, dissulfiram, acamprosato, naltrexona e topiramato para a dependência de álcool; bupropiona para a dependência de nicotina) ou para tratar das diversas síndromes psiquiátricas associadas ao abuso de substâncias (antidepressivos para ansiedade ou depressão; benzodiazepínicos para o *delirium* de abstinências de álcool; antipsicóticos para a paranoia decorrente do uso de cocaína, etc.).[1-3,6-13]

As psicoterapias podem ser individuais (terapia cognitivo-comportamental, terapias psicodinâmicas) ou em grupo. Também podem ser utilizadas as terapias familiares. Os grupos de apoio de usuários e os grupos de familiares (Alcoólicos Anônimos, Narcóticos Anônimos, etc.) também têm eficácia comprovada.[1-3,6-13]

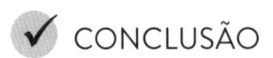 CONCLUSÃO

O mau uso das drogas psicotrópicas pode gerar consequências graves para o usuário e para a sociedade, com custo humano, econômico e social altíssimo. Na infância e adolescência, o uso de drogas psicotrópicas pode ter sérias consequências no desenvolvimento, comprometendo os aspectos cognitivo, emocional e social.

As drogas psicoativas podem causar diversas síndromes psiquiátricas (intoxicação, abstinência, *delirium* por abstinência, demência, transtorno psicótico, transtorno de humor, transtorno de ansiedade, etc.). Segundo diversos estudos epidemiológicos, na infância e na adolescência, a frequência do uso de drogas no Brasil é expressiva, constituindo-se em um problema de saúde pública.

O abuso de substâncias está associado à interação complexa de diversos fatores constitucionais e ambientais e pode ocorrer concomitantemente à presença de outros transtornos mentais (transtorno hipercinético, TDAH, transtorno desafiador de oposição, transtorno de conduta, transtornos depressivos, transtornos de ansiedade, transtornos de personalidade). O prognóstico é variável, dependendo da substância usada, da gravidade e da intensidade do uso, dos transtornos mentais concomitantes, da personalidade do indivíduo e da estrutura familiar e social de apoio. O curso tende a ser crônico, com frequentes recaídas. O tratamento é multimodal, utilizando diversas abordagens terapêuticas em associação (psicofarmacoterapia, psicoterapias individuais e em grupo, terapia familiar, grupos de apoio).

REFERÊNCIAS BIBLIOGRÁFICAS

1. Sadock BJ, Sadock V, Ruiz P (eds.). Substance-related disorders. In: Sadock BJ, Sadock V, Ruiz P. Kaplan and Sadock´s comprehensive textbook of psychiatry. 10.ed. Philadelphia: Wolters Kluwer, 2017. p.1827-44.

2. Black D, Andreasen N. Introductory textbook of psychiatry. Washington: American Psychiatric Publishing, 2014.

3. Hales R, Yudofsky S. The American Psychiatric Publishing Textbook of Psychiatry. 6.ed. Washington: American Psychiatric Publishing, 2014.

4. American Psychiatric Association. Diagnostic and statistical manual of mental disorders. 5.ed. Washington: American Psychiatric Association, 2013.

5. World Health Organization. International Classification of Diseases (ICD-11). Geneva: WHO, 2018. Disponível em: www.who.int/classifications/icd/en/. Acessado em: 14 nov. 2018.

6. Marcelli D. Enfance et psychopathologie. 10.ed. Issy-les-Moulineux: Elsevier-Masson, 2016.

7. Marcelli D, Braconnier A. Adolescence et psychopathologie. 7.ed. Issy-les-Moulineux: Elsevier-Masson, 2009.

8. Goodman R, Scott S. Child and adolescent psychiatry. 3.ed. Oxford: Wiley-Blackwell, 2012.

9. Ajuriaguerra J. Manuel de psychiatrie de l'enfant. 2.ed. Paris: Masson, 1980.

10. Dulcan M. Dulcan's textbook of child and adolescent psychiatry. 2.ed. Arlington: American Psychiatric Association, 2016.

11. Cheng K, Myers M. Child and adolescent psychiatry: the essentials. 2.ed. Philadelphia: Wolters Kluwer/Lippincott Williams & Wilkins, 2011.

12. Martin A, Bloch MH, Volkmar F (eds.). Lewis's child and adolescent psychiatry: a comprehensive textbook. 5.ed. Philadelphia: Wolters Kluwer/Lippincott Williams & Wilkins, 2018.

13. Thapar A, Pine D (eds.). Rutter's child and adolescent psychiatry. 6.ed. Oxford: Wiley & Sons, 2015.

14. Carlini EA, Galduróz JC, Noto AR et al. II levantamento domiciliar sobre o uso de drogas psicotrópicas no Brasil: estudo envolvendo as 108 maiores cidades do país – 2005. São Paulo: Páginas & Letras, 2007. v.1. 472p.

15. Galduróz JCF, Noto, AR, Fonseca AM, Carlini EA. V levantamento nacional sobre o consumo de drogas psicotrópicas entre estudantes do ensino fundamental e médio da rede pública de ensino nas 27 capitais brasileiras – 2004. São Paulo: CEBRID, 2005.

CUIDANDO DE CRIANÇAS E DE ADOLESCENTES

27

PRINCÍPIOS GERAIS
DO CUIDADO

 OBJETIVOS

✓ Apresentar os princípios e diretrizes que orientam o cuidado de crianças e de adolescentes com problemas e transtornos mentais, tanto na assistência pública como na prática privada.
✓ Defender o acolhimento irrestrito, o encaminhamento implicado, o cuidado multiprofissional, o envolvimento dos pais e a valorização das variáveis contextuais.
✓ Promover a redução do sofrimento, a atenuação do impacto dos problemas, a ampliação dos laços sociais e o combate ao estigma.

INTRODUÇÃO

O cuidado em saúde mental começa desde as entrevistas iniciais, que já devem ter um caráter "terapêutico", ao oferecer acolhimento, confiança e empatia à criança e sua família, geralmente fragilizados por graus diversos de sofrimento. Nessa faixa etária, a dimensão avaliativa ou diagnóstica e a dimensão terapêutica estão interligadas, fazendo com que perguntas, comentários, gestos e atitudes do pediatra tenham grande impacto no bom encaminhamento do caso desde a primeira consulta.

Independentemente da formação do profissional e das estratégias de tratamento adotadas, há uma série de princípios que devem ser conhecidos por todos os envolvidos com o cuidado de crianças e adolescentes com problemas de saúde mental, tanto na rede pública como na prática privada.[1,2] Esses princípios não são estranhos ao pediatra, já que, em algum grau, também se aplicam à clínica pediátrica geral.

É PRECISO ENXERGAR CRIANÇAS E ADOLESCENTES COMO SUJEITOS PLENOS

Isso significa que, na clínica, esses jovens pacientes não devem ser tomados como incapazes ou objetos passivos de intervenções tecnicistas padronizadas, mas como pessoas que têm direito a serem escutadas e cuidadas de modo especial e único. É necessário ouvir com atenção o que a criança tem a dizer, tanto ao lado dos pais como em separado, para que o pequeno paciente se sinta protegido, confiante e possa falar de assuntos íntimos ou embaraçosos, tendo a garantia do sigilo do médico (com exceção, obviamente, de temas que envolvam riscos iminentes à vida ou à segurança da criança).

É PRECISO ACOLHER SEM RESTRIÇÕES OU PRÉ-JULGAMENTOS AS CRIANÇAS E SUAS FAMÍLIAS

As famílias que buscam ajuda para suas crianças e adolescentes devem sempre ser recebidas e escutadas, embora isso não signifique que a todas será ofertado um tratamento conduzido pelo pediatra. Além disso, é preciso que a escuta seja despojada de estereótipos, especialmente aqueles relacionados a classe social, cor de pele, origem regional, nível de escolaridade e filiação religiosa.

É PRECISO SE IMPLICAR NOS ENCAMINHAMENTOS

Se for necessário encaminhar a criança para um profissional ou serviço de saúde mental, esse encaminhamento deve ser feito de forma implicada, ou seja, em vez de deixar apenas nas mãos da família a iniciativa de fazer o contato, o pediatra deve tomar para si essa tarefa, por meio de comunicação telefônica, pessoalmente ou averiguando se a família teve sucesso na tentativa de falar com o outro profissional ou instituição.

É PRECISO VALORIZAR O CUIDADO MULTIPROFISSIONAL

Em muitas situações, a "solução" do problema da criança não vem do saber de um único especialista, mas envolve a interlocução entre áreas da saúde geral e da saúde mental, com destaque para pediatria, psiquiatria, psicologia, fonoaudiologia, psicopedagogia e psicomotricidade. Cada caso vai exigir uma articulação distinta entre os diversos profissionais, visando a oferecer respostas adequadas, as quais devem ser mais complexas quanto mais difíceis forem as situações a serem enfrentadas. Em muitos casos, será também preciso realizar o diálogo intersetorial, especialmente com a escola, que é uma potencial parceira no cuidado e que pode fornecer informações a respeito do impacto dos problemas da criança em suas relações e em seu aprendizado.

É PRECISO INCLUIR OS PAIS NO TRATAMENTO

Muitas vezes, o pai, a mãe ou outros responsáveis trazem questões que têm mais a ver com suas dificuldades no cumprimento de seu papel parental, e nem tanto com problemas da própria criança. Nessas situações, a escuta dos pais – geralmente em vários encontros – é o bastante para dar um bom encaminhamento ao caso. Contudo, mesmo quando há um sintoma claro apresentado pela criança, é importante, ao acolhê-la em tratamento, pesquisar que ligações seus problemas podem ter com os pais. Dito de outra maneira, o sintoma da criança pode estar querendo nos comunicar algo, de modo inconsciente, a respeito do par mãe-pai, ou outras pessoas que ocupem essas funções. O pediatra pode ter papel importante nessa tarefa de "preparação dos pais" para a abordagem terapêutica.

É PRECISO ARTICULAR O DIAGNÓSTICO NOSOLÓGICO COM OS FATORES PSICODINÂMICOS E O CONTEXTO DE VIDA DA CRIANÇA

O diagnóstico do transtorno deve ser sempre articulado ao funcionamento psicodinâmico da criança (seus conflitos, sua personalidade em formação, os possíveis sentidos de seu sintoma, etc.) e ao diagnóstico situacional mais amplo, que leve em conta o ambiente no qual a criança vive, as relações familiares, a história dos pais e da criança, a escola, entre outras variáveis. Isso também implica avaliar as capacidades de mudança da criança e da família, ou seja, o quanto essas pessoas estão abertas a modificações em seus papéis e sintomas, ou o seu grau de resistência, com defesas conscientes e inconscientes. Todo esse processo ajuda o médico a não reduzir a criança ao seu diagnóstico psiquiátrico, pois a elaboração de uma hipótese diagnóstica que oriente o profissional (e que muitas vezes toma a forma de um código da CID) não deve substituir o respeito à singularidade de cada paciente.[3] Há no manejo dos casos, portanto, um delicado equilíbrio entre a busca pelo universal e a valorização do particular.

É PRECISO TER CLAREZA SOBRE OS OBJETIVOS DO CUIDADO

Os objetivos principais sempre devem ser a redução do sofrimento do paciente ou da família, a atenuação do impacto dos problemas, a ampliação dos laços sociais e o combate ao estigma comumente associado aos transtornos mentais. Para atingir essas metas, as ações devem se realizar em diversos níveis:[4]

1. Tratamento propriamente dito: a partir da identificação de um problema ou transtorno, geralmente correspondendo a um diagnóstico médico. As diversas estratégias terapêuticas serão discutidas no próximo capítulo.
2. Estratégias de habilitação e reabilitação: envolvem a reinserção das crianças e jovens com transtornos mentais na vida da comunidade (escola, família, lazer, esporte), assim como de suas famílias, ampliando os laços sociais que foram rompidos pela doença e pelo preconceito.
3. Intervenção precoce: deve ser feita quando os quadros psiquiátricos ainda não estão plenamente instalados, dando um destino melhor a crianças com as mais diversas formas de sofrimento mental ou distúrbios comportamentais.
4. Redução dos fatores de risco e aumento dos fatores de proteção: essas ações geralmente implicam políticas sociais mais amplas, envolvendo acesso ao lazer e à educação e combate à discriminação e à violência, mas também abarcam iniciativas que podem ser implementadas pelo pediatra – no fundo, todas aquelas que repercutam positivamente na saúde geral e na qualidade de vida da criança ou do adolescente.

Na tarefa de atender a esses princípios, pode ser difícil para o pediatra conciliar a qualidade do cuidado com a pressão por eficácia e resultados rápidos, em contextos de tempo escasso. Contudo, geralmente é preciso resistir à tentação de dar uma solução apressada em uma única consulta, sendo recomendável que ocorram alguns encontros (com os pais sem a criança, com a criança sem os pais e com todos juntos) para que se possa ter melhor ideia da natureza do problema e da terapêutica necessária. Além disso, a passagem do tempo pode mostrar se o sintoma da criança se mantém, desaparece ou se modifica, e também se a urgência da família se sustenta.

O CUIDADO NO SISTEMA ÚNICO DE SAÚDE: CAPSi E ATENÇÃO BÁSICA

Princípios como o acolhimento universal e o encaminhamento implicado têm sido defendidos como estratégias de humanização no Sistema Único de Saúde (SUS). No entanto, seja no campo público, seja na prática privada, o pediatra deve sempre oferecer uma escuta aberta, articular-se com profissionais médicos e não médicos e se envolver de modo ativo no encaminhamento daqueles casos que avalie não serem de sua alçada. O SUS é, por excelência, o espaço da integralidade e da universalidade, do trabalho territorial, em rede, multidisciplinar e intersetorial, mas esses princípios podem e devem ser também aplicados à prática privada, respeitando suas peculiaridades.

Os Centros de Atenção Psicossocial Infanto-Juvenis (CAPSi) são serviços públicos comunitários que têm como atribuição o atendimento dos casos mais difíceis. Isso significa que, sem prejuízo do princípio do acolhimento universal, crianças e adolescentes absorvidos para tratamento serão prioritariamente aqueles com quadros de autismo, psicoses, transtornos do humor, transtornos de conduta graves e uso de drogas. Casos que não exijam um dispositivo tão complexo como um CAPSi – neuroses mais leves, como a maioria dos quadros emocionais ou internalizantes, distúrbios da atenção e outros – podem ser bem tratados em ambulatórios ou mesmo pelas equipes da Estratégia de Saúde da Família (ESF), sob a supervisão ou matriciamento do CAPSi ou do Núcleo de Atenção à Saúde da Família (NASF). A ESF também pode ser um parceiro importante no cuidado dos casos mais graves, especialmente de crianças e adolescentes com dificuldade para ir até o CAPSi.[5,6]

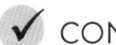 ## CONCLUSÃO

O cuidado em saúde mental começa desde as primeiras consultas, pois a postura do pediatra em relação à criança e à família já tem um caráter "terapêutico". Crianças e adolescentes devem ser tratados como sujeitos plenos, e o profissional deve acolher a família de modo irrestrito, sem pré-julgamentos. É necessário resistir à pressa e escutar a criança, o adolescente e a família em mais de um encontro, pois isso vai permitir uma compreensão mais abrangente dos problemas, que inclui não apenas o diagnóstico nosológico, mas também a dimensão psicodinâmica e os aspectos contextuais e situacionais.

Para atingir os objetivos de redução do sofrimento, atenuação do impacto dos problemas, ampliação dos laços sociais e combate ao estigma, pode-se recorrer a estratégias de intervenção precoce, tratamento e habilitação/reabilitação, mas também se deve visar à redução de fatores de risco e ao aumento dos fatores protetores. O cuidado deve ser preferencialmente multiprofissional e incluir obrigatoriamente os pais ou outros responsáveis.

O SUS, com destaque para os CAPSi e a Estratégia da Saúde da Família, é por excelência o espaço da integralidade e universalidade, do trabalho territorial, em rede, multidisciplinar e intersetorial, mas esses princípios podem e devem ser também aplicados à prática privada, respeitando suas peculiaridades.

REFERÊNCIAS BIBLIOGRÁFICAS

1. Couto MCV. Por uma política pública de saúde mental para crianças e adolescentes. In: Ferreira T (org.). A criança e a saúde mental: enlaces entre a clínica e a política. Belo Horizonte: Autêntica/FCH-FUMEC, 2004.

2. Brasil. Ministério da Saúde. Caminhos para uma política de saúde mental infanto-juvenil. Brasília: Editora do Ministério da Saúde, 2005.
3. Marcelli D, Cohen D. Infância e psicopatologia. Porto Alegre: Artmed, 2010.
4. Lima RC. Saúde mental na infância e adolescência. In: Jorge MAS, Carvalho MCA, Silva PRF (orgs.). Políticas e cuidado em saúde mental: contribuições para a prática profissional. Rio de Janeiro: Editora Fiocruz, 2014.
5. Lauridsen Ribeiro E, Tanaka OY (orgs.). Atenção em saúde mental para crianças e adolescentes no SUS. São Paulo: Hucitec, 2010.
6. Brasil. Ministério da Saúde. Atenção psicossocial a crianças e adolescentes no SUS: tecendo redes para garantir direitos. Brasília: Ministério da Saúde, 2014.

28

MODALIDADES TERAPÊUTICAS

 OBJETIVO

✓ Introduzir as principais modalidades terapêuticas utilizadas no campo da saúde mental da infância e da adolescência.

INTRODUÇÃO

O profissional de saúde mental dispõe de uma gama de modalidades terapêuticas para o tratamento dos transtornos mentais na infância e na adolescência. A escolha das modalidades utilizadas em determinado caso deve variar de acordo com a necessidade de cada paciente. A sensibilidade, a experiência clínica do profissional e seu conhecimento científico têm importância fundamental para adequar os recursos disponíveis às necessidades dos pacientes.[1-16]

Infelizmente, muitas vezes, fatores extraclínicos determinam a escolha dos tratamentos. As preferências teóricas dos profissionais, ou mesmo questões políticas, podem resultar na adoção de tratamentos ineficazes para determinados casos e na recusa preconceituosa de recursos que poderiam auxiliar o paciente.

A conjuntura socioeconômico-cultural dos diversos países muitas vezes influencia a maneira como os recursos terapêuticos são disponibilizados, criando pressões sobre os profissionais de saúde que podem sobrepujar o conhecimento científico ou a experiência clínica. Nos Estados Unidos, por exemplo, o discurso psiquiátrico amparado nas neurociências e a pressão dos planos de saúde e da indústria farmacêutica fazem predominar uma psiquiatria reducionista, classificatória, que desvaloriza a experiência clínica, com ênfase no referencial biológico e na utilização predominante de psicofármacos.[1-3,15]

Por outro lado, a psiquiatria inglesa, baseada em uma medicina socializada, enfatiza o método epidemiológico, que tem como desvantagem um sistema de saúde burocratizado que muitas vezes não disponibiliza os recursos do especialista aos pacientes que necessitam de abordagens mais específicas. Ao contrário da psiquiatria norte-americana, que tende a exagerar na prescrição de psicofármacos (por efeito da pressão da indústria farmacêutica), a psiquiatria inglesa tende a subutilizar as medicações, vistas com desconfiança pelos profissionais. A abordagem epidemiológica, levada ao extremo, tende também a desvalorizar a experiência clínica.[14,16]

Na França, aspectos históricos mantêm o respeito à clínica psiquiátrica, e a influência da Psicanálise valoriza as questões subjetivas presentes na prática psiquiátrica, ao contrário das psiquiatrias inglesa e norte-americana, ambas dominadas por um objetivismo reducionista. No entanto, o predomínio de correntes psicanalíticas dogmáticas tende a negar o valor das abordagens epidemiológicas, das pesquisas biológicas e das psicoterapias não psicanalíticas, gerando muitas vezes debates estéreis e empobrecedores, como o que recentemente opôs profissionais de formação psicanalítica a profissionais com formação nas técnicas comportamentais quanto ao melhor tratamento para o autismo.[12,13]

Uma vez alcançado o diagnóstico ampliado, que inclui não apenas o transtorno mental de acordo com a CID ou o DSM-5, mas também uma percepção do nível de desenvolvimento, da personalidade, das características familiares e do ambiente humano do paciente, pode-se propor o tratamento, geralmente por meio de uma combinação de diversas estratégias terapêuticas.

A base de qualquer tratamento é a relação humana, fundamentada na capacidade de empatia, no interesse e na seriedade do profissional, e na confiança que inspira no paciente e em seus pais. Com frequência, o próprio contexto relacional dispensa outras medidas.

A orientação aos pais, ao paciente ou a outras pessoas do meio em que convive (parentes, escola, etc.) sempre deve estar presente, podendo algumas vezes resolver a situação. Nos casos em que há conflitos mais sérios entre os membros da família, pode-se indicar a terapia familiar.

PSICOTERAPIAS

Os tratamentos por meio de recursos psicológicos (psicoterapias) devem ser utilizados quando o problema tem raízes psicológicas e familiares mais profundas, tornando a orientação isolada pouco eficaz.[1,3,12-16]

Psicoterapia cognitivo-comportamental

As psicoterapias cognitivo-comportamentais adotam uma abordagem centrada nos sintomas, procurando mudar padrões cognitivos ou de comportamento por meio de técnicas de modificação de pensamento, exposição ao estímulo ansiogênico e prevenção de condutas associadas, relaxamento, treinamento em interações sociais, etc. Encontram sua maior eficácia no controle de sintomas bem delimitados, como fobias, obsessões e compulsões, podendo também ter utilidade em outros transtornos, como depressão, transtornos hipercinéticos ou transtornos alimentares.[1,3,12-16]

Psicoterapias psicodinâmicas

As psicoterapias psicodinâmicas e a psicanálise dão ênfase aos aspectos emocionais. Por meio do estabelecimento de uma relação afetiva com o paciente, torna-se possível oferecer uma base emocional segura para a retomada do caminho do desenvolvimento e para a resolução dos conflitos que podem estar impedindo tal caminho. O aspecto cognitivo também é contemplado, por meio das interpretações, que buscam aumentar a compreensão que o paciente tem de si mesmo. Como brincar é uma das principais formas de acesso à realidade interna da criança, brinquedos podem ser utilizados (p.ex., pequenos animais, famílias, móveis e utensílios domésticos, carrinhos, material de desenho, etc.).[1,3,12-16]

Psicoterapia em grupo

As terapias em grupo têm por objetivo fornecer ao paciente um meio de enfrentar seus problemas em um contexto coletivo, favorecendo-se o desenvolvimento das relações interpessoais. O psicoterapeuta responsável coordena as interações entre os membros do grupo, permitindo o estabelecimento de um clima positivo de apoio mútuo e de tentativa sincera de resolução das dificuldades de cada participante. Os grupos são geralmente homogêneos quanto à idade de seus membros (grupos de pré-escolares, de escolares, de adolescentes, etc.), e podem se organizar em torno de uma questão específica (grupo de portadores de doenças crônicas, de usuários de drogas, etc.).[1,3,12-16]

Psicoterapia familiar

As terapias de família têm especial importância em situações nas quais são necessários o fortalecimento de vínculos afetivos e a promoção de melhor funcionamento da dinâmica familiar, como em circunstâncias de adoecimento físico de crianças e adolescentes, violência e abuso de substâncias.[1,3,12-16]

PSICOFARMACOTERAPIA

A psicofarmacoterapia (Quadros 1 e 2, Tabela 1) tem indicações precisas e pode ser utilizada em alguns casos selecionados. O recurso às medicações nos transtornos psiquiátricos da infância e da adolescência requer uma perspectiva equilibrada, que não demonize os remédios nem os eleve ao posto de salvadores milagrosos. As medicações são recursos práticos de que o profissional pode se valer, em conjunção com as outras modalidades terapêuticas descritas, para aliviar o sofrimento de seu paciente, e podem ser muito importantes em algumas situações.[1,2,4-11] Não se recomenda que a psicofarmacoterapia seja empregada por profissionais que não tenham experiência na área de psiquiatria da infância e da adolescência.

Quadro 1 Uso de medicações psicoativas na infância e na adolescência[8-16]

As medicações psiquiátricas são sintomáticas. Observações empíricas, algumas delas confirmadas por estudos de eficácia, constataram que alguns sintomas e sinais emocionais e de comportamento na infância e na adolescência diminuem quando o paciente usa determinada medicação. A boa resposta a qualquer remédio não indica a existência de uma doença

Nenhum diagnóstico de transtorno mental implica a indicação imediata de um psicofármaco. A opção pelo tratamento medicamentoso e a escolha da droga dependem da avaliação de cada paciente e do discernimento do profissional

A maior parte das drogas psiquiátricas não causa dependência, nem efeitos deletérios permanentes

Antes de introduzir o remédio, devem-se estabelecer sintomas-alvo a fim de verificar posteriormente a eficácia da medicação. Nem todos os pacientes respondem à psicofarmacoterapia. Se a droga não foi eficaz, deve ser retirada gradualmente, reavaliando-se o caso quanto à possível introdução de um novo agente terapêutico, ou de uma modalidade diferente de tratamento

Uma mesma droga psicoativa, ou grupo de drogas, melhora sintomas muito diferentes (p.ex., inibidores da recaptação de serotonina – fluoxetina, sertralina, fluvoxamina, citalopram, escitalopram – reduzem sintomas depressivos, obsessivo-compulsivos, de pânico, etc.).

Quadro 2 Princípios gerais de psicofarmacoterapia de crianças e adolescentes[8-16]

Alcançado o diagnóstico, após avaliar outras abordagens terapêuticas e pesar os riscos e benefícios do uso de medicações, estabelecer sintomas-alvo

Limitar o arsenal terapêutico a poucas substâncias, escolhendo uma droga tradicional, já bastante estudada

Explicar o motivo da indicação ao paciente e à família, e os efeitos colaterais mais comuns

(continua)

Quadro 2 Princípios gerais de psicofarmacoterapia de crianças e adolescentes[8-16] *(continuação)*

Realizar exames antes de iniciar a medicação: exame físico e neurológico completos, incluindo peso, altura, pressão arterial e frequência cardíaca. Solicitar ECG, EEG e exames laboratoriais (hemograma completo, Na+, K+, ureia, creatinina, TGO, TGP, fosfatase alcalina, bilirrubinas, T4 livre, TSH, glicose, colesterol, triglicerídeos)
A máxima *"start low and go slow"* (comece com doses baixas e aumente devagar) deve sempre nortear o uso de psicofármacos, especialmente em crianças e adolescentes. Isto é, começar com a menor dose possível e realizar elevações graduais e lentas, monitorando os efeitos colaterais, inclusive cognitivos
Verificar os resultados das doses apropriadas no tempo apropriado, considerando a ampla variabilidade de farmacocinética e farmacodinâmica entre os diversos pacientes da mesma idade e o mesmo paciente em fases diferentes
Caso não haja resposta clínica no tempo apropriado e com a dose apropriada, verificar adesão. Se houver adesão, verificar níveis séricos. Na ausência de efeitos colaterais, aumentar a dose
Caso essas medidas não sejam eficazes, retirar lentamente a droga e avaliar outras modalidades terapêuticas
Observar mudanças de efeito da droga com o desenvolvimento do paciente, realizando os ajustes necessários e verificando se há surgimento de efeitos colaterais de longo prazo
Analisar periodicamente a possibilidade de suspender a droga, realizando a retirada, com redução gradual da dose, tão logo seja possível

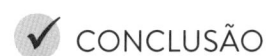 CONCLUSÃO

A sensibilidade clínica e o conhecimento científico do profissional determinam a escolha das modalidades utilizadas para o tratamento dos transtornos mentais na infância e na adolescência. Frequentemente, as preferências teóricas dos profissionais, ou mesmo questões políticas, podem resultar na adoção de tratamentos ineficazes para determinados casos e na recusa preconceituosa de recursos que poderiam auxiliar o paciente. A orientação à família deve sempre estar presente, podendo resolver a situação em alguns casos.

Quando o problema está enraizado em conflitos familiares, pode-se indicar a terapia familiar. As psicoterapias utilizam recursos psicológicos (diálogo, brincar, desenhos, etc.) para tratar de problemas de saúde mental. Podem ter orientação mais objetiva (terapias cognitivo-comportamentais) ou subjetiva (psicoterapias dinâmicas, psicanálise). As terapias em grupo podem ser utilizadas em alguns casos, de acordo com as características do problema apresentado pelo paciente.

A psicofarmacoterapia pode ser indicada, em associação com outras modalidades terapêuticas, sendo eficaz na redução de alguns sintomas presentes nos transtornos mentais da infância e da adolescência. A prescrição de psicofármacos deve ser realizada por profissional experiente, havendo a necessidade de acompanhamento cuidadoso.

Tabela 1 Psicofármacos mais utilizados na infância e na adolescência[8-16]

Droga	Indicações	Dosagem habitual	Efeitos colaterais
Psicoestimulantes Metilfenidato Lisdexanfetamina	TDAH Narcolepsia, transtornos hipercinéticos	Metilfenidato: iniciar com 5 a 10 mg/dia, divididos em 2 a 3 vezes, preferencialmente pela manhã e após o almoço Aumentar 10 mg/semana, até máximo de 60 mg/dia Formas de liberação lenta: dose única diária de 10 a 40 mg/dia (Ritalina® LA) ou 18 a 54 mg/dia (Concerta®) Lisdexanfetamina: iniciar com a menor dose (30 mg/dia, em dose única). Dose máxima diária: 70 mg/dia	Anorexia, perda de peso, irritabilidade, insônia, psicose (raro, com doses altas), tiques, aumento da frequência cardíaca e da PA (leve), possível redução na velocidade de crescimento, efeitos de retirada e rebote, abuso
Antidepressivos Tricíclicos: imipramina, nortriptilina, clomipramina	Transtorno depressivo maior, enurese, transtornos hipercinéticos, transtorno obsessivo-compulsivo (clomipramina), pânico, ansiedade de separação, terror noturno, sonambulismo	Imipramina: iniciar com 1 mg/kg/dia dividido em 2 vezes (geralmente 10 a 25 mg); elevar gradualmente a dose a cada 5 dias até máximo de 5 mg/kg/dia. Enurese: 10 a 25 mg à noite Clomipramina: iniciar com 50 mg/dia; elevar gradualmente até máximo de 200 mg/dia	Sonolência, boca seca, constipação, visão borrada, ganho de peso, alterações hematológicas, hipotensão postural, arritmias (fazer controle por ECG), convulsões. Pelo potencial risco e ineficácia nos casos de depressão na infância, têm sido pouco utilizados atualmente
Inibidores seletivos da recaptação de serotonina: fluoxetina, fluvoxamina, sertralina, citalopram, escitalopram	Transtorno depressivo, transtorno obsessivo-compulsivo, pânico, ansiedade de separação, ansiedade generalizada, fobias graves, anorexia, bulimia, estereotipias na deficiência mental ou nos transtornos globais de desenvolvimento	Depressão Fluoxetina, citalopram: iniciar com 10 mg/dia (dose única). Até 20 mg/dia Sertralina: iniciar com 25 mg/dia Transtorno obsessivo-compulsivo, bulimia: doses equivalentes a 40 a 60 mg de fluoxetina/dia	Cefaleia, irritabilidade, insônia, sonolência, náusea, diarreia, mania, risco de indução de pensamentos suicidas (especialmente em adolescentes)

(continua)

Tabela 1 Psicofármacos mais utilizados na infância e na adolescência[8-16] (*continuação*)

Droga	Indicações	Dosagem habitual	Efeitos colaterais
Antipsicóticos **Alta potência:** haloperidol, pimozida **Baixa potência:** clorpromazina, tioridazina **Atípicos:** risperidona, olanzapina, clozapina, aripiprazol	Psicoses, transtornos do espectro autista (em caso de sintomas acessórios como agitação intensa, agressividade ou insônia), mania, deficiência intelectual (auto e heteroagressividade, agitação), transtorno de Tourette (haloperidol, pimozida)	1 a 2 vezes/dia Haloperidol: 0,5 a 6 mg/dia (crianças); 0,5 a 16 mg/dia (adolescentes) Risperidona: 1 a 3 mg/dia Olanzapina: 2,5 a 10 mg/dia Aripiprazol: 5 a 15 mg/dia	**Baixa potência:** predomínio de sintomas anticolinérgicos (boca seca, constipação, visão turva), hipotensão postural, sedação **Alta potência:** predomínio de sintomas extrapiramidais (distonia, parkinsonismo, acatisia) Discinesia tardia, discinesia de retirada Síndrome maligna do neuroléptico, efeitos alérgicos, dermatológicos, hematológicos e endócrinos (hiper-prolactinemia, etc.), ganho de peso, hepatotoxicidade, diminuição do limiar convulsivo **Atípicos:** menos efeitos colaterais. Efeitos metabólicos (ganho de peso, aumento da glicemia, etc.), hiperprolactinemia (risperidona), redução do limiar convulsivo e agranulocitose (clozapina)

(*continua*)

Tabela 1 Psicofármacos mais utilizados na infância e na adolescência[8-16] (*continuação*)

Droga	Indicações	Dosagem habitual	Efeitos colaterais
Estabilizadores de humor Carbonato de lítio	Transtorno bipolar, agressividade e descontrole (p.ex., deficiência mental ou transtornos do espectro autista)	600 a 2.100 mg/dia em 2 a 3 doses	Poliúria, polidipsia, tremor, náusea, diarreia, dor abdominal, ganho de peso, sonolência, efeitos dermatológicos, tireoidianos (uso prolongado) e renais (uso prolongado) Monitoração dos níveis séricos até alcançar a dose terapêutica e a cada 2 meses (0,6 a 1,2 mEq/L) Monitoração tireoidiana e renal a cada 6 meses
Ácido valproico		20 mg/kg/dia divididos em 2 a 3 vezes	Náusea, sedação, ganho de peso, efeitos hematológicos (monitorar hemograma e funções hepáticas). Níveis sanguíneos: 50 a 100 mcg/mL
Carbamazepina		Iniciar com 10 mg/kg/dia divididos em 2 vezes; elevar dose gradualmente até 20 a 30 mg/kg/dia	Sonolência, tontura, náusea, efeitos dermatológicos e hematológicos (monitorar hemograma) Níveis séricos: 4 a 12 mcg/mL
Ansiolíticos Clonazepam Alprazolam	Pânico, ansiedade generalizada, ansiedade de separação grave, terror noturno, sonambulismo	0,5 a 2 mg/dia, divididos em 2 a 3 vezes 0,5 a 1,5 mg/dia, divididos em 3 vezes	Sonolência, desinibição, agitação, confusão, abuso e dependência
Outros: clonidina	Transtornos hipercinéticos, transtorno de Tourette, auto e heteroagressividade	Iniciar com 0,025 mg/dia; subir 0,05 mg/semana até 0,25 a 0,5 mg/dia, divididos em 2 a 3 vezes	Sedação, bradicardia, arritmia, hipotensão, hipertensão de rebote, boca seca, depressão, confusão (altas doses)
Propranolol	Auto e heteroagressividade	Iniciar com 10 mg/dia divididos em 2 a 3 vezes e subir gradualmente até 2 a 8 mg/kg/dia	Sedação, insônia, bradicardia, hipotensão, hipertensão de rebote, broncoespasmo (contraindicado em asmáticos), depressão
Naltrexona	Autoagressão e agitação na deficiência mental e no autismo	0,5 a 1 mg/kg/dia, em 1 a 2 vezes	Sedação, náusea, cefaleia, hepatotoxicidade (raro)
Atomoxetina	Transtornos hipercinéticos	Iniciar com 40 mg/dia ou 0,5 mg/kg/dia, em 1 a 2 vezes Após 3 dias, aumentar para 80 mg/dia ou 1,2 mg/kg/dia	Náuseas, vômitos, diminuição do apetite

REFERÊNCIAS BIBLIOGRÁFICAS

1. Gabbard G. Treatments of psychiatric disorders. 5.ed. Washington: American Psychiatric Publishing, 2014.
2. Sadock BJ, Sadock V, Ruiz P (eds.). Biological therapies. In: Sadock BJ, Sadock V, Ruiz P. Kaplan and Sadock´s comprehensive textbook of psychiatry. 10.ed. Philadelphia: Wolters Kluwer, 2017. p.2905-3347.
3. Sadock BJ, Sadock V, Ruiz P (eds.). Psychotherapies. In: Sadock BJ, Sadock V, Ruiz P. Kaplan and Sadock´s comprehensive textbook of psychiatry. 10.ed. Philadelphia: Wolters Kluwer, 2017. p.2638-904.
4. Schatzberg AF, Nemeroff CB (eds.). The American Psychiatric Association Textbook of Psychopharmacology. 5.ed. Arlington: American Psychiatric Association Publishing, 2017.
5. Stahl S. Essential psychopharmacology. 3.ed. New York: Cambridge University Press, 2011.
6. Cordioli AV. Psicofármacos: consulta rápida. 4.ed. Porto Alegre: Artmed, 2011.
7. Schatzberg AF, DeBattista C. Manual of clinical psychopharmacology. 8.ed. Washington: American Psychiatric Publishing, 2015.
8. Rosenberg DR, Gershon S. Pharmacotherapy of child and adolescent psychiatric disorders. 3.ed. Oxford: Wiley-Blackwell, 2012.
9. McVoy M, Findling RL. Clinical manual of child and adolescent psychopharmacology. 3.ed. Washington: American Psychiatric Association Publishing, 2017.
10. Klylylo W, Bowers R. Green´s child and adolescent psychopharmacology. 5.ed. Philadelphia: Wolters Kluwer/Lippincott Williams & Wilkins, 2014.
11. Preston J, O´Neal J, Talaga M. Child and adolescent clinical psychopharmacology made simple. 3.ed. Oakland: New Harbinger Publications, 2015.
12. Marcelli D. Enfance et psychopathologie. 10.ed. Issy-les-Moulineux: Elsevier-Masson, 2016.
13. Marcelli D, Braconnier A. Adolescence et psychopathologie. 7.ed. Issy-les-Moulineux: Elsevier-Masson, 2009.
14. Goodman R, Scott S. Child and adolescent psychiatry. 3.ed. Oxford: Wiley-Blackwell, 2012.
15. Martin A, Bloch MH, Volkmar F (eds.). Lewis´s child and adolescent psychiatry: a comprehensive textbook. 5.ed. Philadelphia: Wolters Kluwer/Lippincott Williams & Wilkins, 2018.
16. Thapar A, Pine D (eds.). Rutter´s child and adolescent psychiatry. 6.ed. Oxford: Wiley & Sons, 2015.

29

PROMOVENDO A SAÚDE MENTAL DE CRIANÇAS E ADOLESCENTES

OBJETIVO

✓ Apresentar as bases da promoção de saúde mental na infância e na adolescência, discutindo sua aplicabilidade pelos profissionais de saúde que lidam com crianças, adolescentes e suas famílias.

INTRODUÇÃO

Atualmente, as discussões sobre a promoção de saúde incluem aspectos como políticas públicas saudáveis, colaboração intersetorial e desenvolvimento sustentável. Dessa forma, resgata-se a perspectiva de relacionar saúde a condições de vida, ressaltando múltiplos elementos – físicos, psicológicos e sociais – que estão vinculados à conquista de uma vida saudável, com destaque ao desenvolvimento tanto das habilidades individuais como da participação coletiva.

O conceito moderno de promoção de saúde surgiu e se desenvolveu de forma mais vigorosa nos últimos 25 anos, como uma reação à acentuada medicalização da sociedade e do sistema de saúde. A Política Nacional de Promoção da Saúde (PNPS), lançada em 2006, destaca a construção de um modelo de atenção que prioriza a qualidade de vida, tendo como objetivo atuar sobre os determinantes das doenças e seus agravos.[1]

De acordo com relatório da Organização Mundial da Saúde (OMS), cerca de 450 milhões de pessoas sofrem de transtornos mentais ou comportamentais. De cada quatro indivíduos, um terá algum transtorno mental ao longo da vida. Diante desses dados, fica claro que a prevenção de transtornos mentais deve ser uma prioridade de saúde pública.[2]

A saúde mental de uma determinada população está intrinsicamente associada à preservação dos direitos humanos. Abusos, conflitos, violência, drogas, guerras, discriminação, isolamento, pobreza ou falta de acesso à educação têm significativo impacto sobre o estabelecimento e o desenvolvimento dos transtornos mentais.[3]

Promover a saúde mental significa criar condições que capacitem o indivíduo para um bom desenvolvimento psicológico, aumentando sua competência, resiliência e qualidade de vida. A saúde mental positiva funciona como um poderoso fator de proteção contra as patologias mentais.[4]

Nesse contexto, a prevenção pode ser considerada um dos principais objetivos de uma estratégia maior de promoção de saúde mental. Aumentar os fatores de proteção, diminuir as condições de risco e reduzir o impacto dos transtornos na vida do indivíduo, de seus familiares e da sociedade são as principais estratégias de prevenção no campo da saúde mental.[4]

A qualidade dos cuidados parentais que uma criança recebe em seus primeiros anos de vida tem importância vital para a sua saúde mental futura. O bebê e a criança pequena devem ter a vivência de uma relação calorosa, íntima e contínua com a mãe (ou pessoa que desempenha esse papel), na qual encontrem satisfação e prazer.[5-7]

É essa relação complexa, rica e compensadora com a mãe (ou substituta), nos primeiros anos, enriquecida de inúmeras maneiras pelas relações com o pai e com os irmãos, que está na base do desenvolvimento da personalidade e da saúde mental.[5-7]

ESTRATÉGIAS DE PREVENÇÃO

As intervenções para a prevenção de transtornos mentais podem ser classificadas em primárias, secundárias e terciárias.[4]

As estratégias primárias têm como objetivo diminuir a incidência (casos novos) dos transtornos, dividindo-se em:

- Prevenção universal: tem como alvo o público em geral;
- Prevenção seletiva: tem como alvo os indivíduos ou subgrupos de população com probabilidade significativamente maior que a média de desenvolver algum transtorno mental (evidenciada por fatores de risco biológicos, psicológicos ou sociais);
- Prevenção indicada: tem como alvo pessoas de alto risco, identificadas como portadoras de sinais e sintomas significativos de predisposição para o desenvolvimento de determinado transtorno e que não preenchem critérios diagnósticos naquele momento.

As estratégias secundárias buscam diminuir as taxas de casos estabelecidos do transtorno na população (prevalência) por meio de detecção e tratamento precoces dos casos diagnosticados.[4]

As estratégias terciárias incluem as intervenções para reduzir a incapacidade decorrente do transtorno estabelecido, com o objetivo de reabilitar e evitar a recorrência.[4]

FATORES DE RISCO E DE PROTEÇÃO

Os fatores de risco estão associados ao aumento de probabilidade, gravidade e duração do problema de saúde mental, enquanto os fatores de proteção se referem às condições que melhoram a resistência do indivíduo aos fatores de risco e aos transtornos.[8]

Fatores protetores estão muitas vezes relacionados à saúde mental positiva (autoestima elevada, resiliência desenvolvida, habilidades sociais positivas, boas estratégias de resolução de problemas e manejo do estresse, e autoeficácia). Dessa forma, muitas intervenções preventivas que visam a aumentar os fatores de proteção se sobrepõem às ações de promoção de saúde.[8]

O acúmulo de fatores de risco e a ausência dos de proteção predispõem o indivíduo a um problema ou transtorno mental. Em contrapartida, a redução dos fatores de risco e o aumento dos fatores de proteção resultam na prevenção de transtornos mentais.[8]

Muitos fatores de risco e de proteção à saúde mental se associam a macrofatores sociais e econômicos, como índices de pobreza, sistema educacional, organização social, segurança pública, índices de emprego e desemprego, entre outros. Os fatores de risco e de proteção relacionados ao indivíduo e sua família podem ser biológicos, emocionais, cognitivos, comportamentais, interpessoais ou relacionados ao contexto familiar (Quadro 1).[8]

Outro fator relevante, apontado como particularmente prejudicial ao desenvolvimento infantil, aumentando o risco de problemas de comportamento, é a qualidade e a quantidade de experiências negativas provenientes da família.[8]

Quadro 1 Fatores de risco para transtornos mentais na infância e na adolescência[8]

• Presença de problemas genéticos ou de patologias cerebrais
• Diferentes tipos de abuso
• Perdas de pessoas significativas
• Eventos estressantes agudos
• Adversidades crônicas
• Problemas no desenvolvimento

(continua)

Quadro 1 Fatores de risco para transtornos mentais na infância e na adolescência[8]
(*continuação*)

- Adoção e abrigamento
- Presença de doenças
- Hospitalização
- Prematuridade
- QI baixo
- Dificuldades familiares, escolares e comunitárias

MECANISMOS DE PROTEÇÃO COMPOSTOS POR RECURSOS FAMILIARES E SOCIAIS

O pertencimento a uma família estável, em que há apoio e estímulo, favorece o desenvolvimento da autonomia, da segurança, da criatividade, da capacidade de adaptação e da autoestima. O ambiente escolar em que há relações interpessoais de confiança, de cordialidade e de compreensão é propício para o bom desenvolvimento emocional e acadêmico. A presença de uma rede de apoio comunitária à criança, ao adolescente e à família minimiza o impacto da presença de fatores de risco para os transtornos mentais.[8]

DESENVOLVIMENTO EMOCIONAL INFANTIL

Os primeiros anos de vida têm extrema importância para o desenvolvimento emocional infantil. O processo de desenvolvimento tem início no período gestacional, sendo influenciado por fatores de várias ordens (hereditários, ambientais, de maturação neurológica). Nos primeiros anos, as experiências emocionais com os cuidadores são decisivas e fundamentais para a formação da personalidade e constituirão a base da estruturação psíquica.[5-7]

O processo de desenvolvimento humano começa antes mesmo da concepção, com as fantasias, as expectativas e os desejos construídos em torno da criança que virá. O comportamento dos pais em relação ao filho se faz na história individual de cada membro do casal, principalmente sua experiência infantil com a família de origem, compondo o entorno sensorial que ampara o desenvolvimento da criança.[5-7]

Para o psiquiatra francês Boris Cyrunik, "gerar uma criança não é suficiente, é preciso pô-la no mundo".[7] Os processos biológicos envolvidos no nascimento não garantem o desenvolvimento – é necessário que os adultos criem um entorno afetivo que possibilitará a construção de uma estrutura mental capaz de lidar com o mundo externo.

A primeira condição para que uma criança se desenvolva bem é o afeto que recebe de seu meio ambiente (ambiente facilitador de Winnicott[5]), por meio dos cuidados e da atenção diários disponibilizados pelos pais (figuras de apego de Bowlby[6]).

A falta de afeto nos primeiros anos de vida deixa marcas definitivas na estrutura mental da criança, constituindo um dos riscos mais importantes para a eclosão de problemas da esfera mental ao longo da vida. O ambiente incapaz de proporcionar cuidados afetivos suficientes cria perturbações no desenvolvimento emocional, aumentando a probabilidade do surgimento de transtornos mentais.[5-7]

Portanto, o desenvolvimento da criança decorre da interação entre as características biológicas e as experiências oferecidas pelo meio ambiente. Fatores adversos nessas duas áreas podem perturbar o processo.

RESILIÊNCIA

Conceitua-se resiliência como a capacidade de lidar positivamente com as adversidades. A resiliência se constrói na inter-relação entre o indivíduo e o seu meio ambiente.[7,8]

O desenvolvimento da resiliência resulta da interação entre aspectos individuais, familiares e socioeconômico-culturais, articulados de forma complexa, por meio das experiências vividas pelo indivíduo.

A resiliência é o resultado final de processos complexos de proteção que absorvem os problemas experimentados e encorajam o indivíduo a lidar efetivamente com as situações adversas e a sair fortalecido delas.[7,8] O Quadro 2 lista quatro estratégias que promovem a resiliência.

Quadro 2 Estratégias promotoras de resiliência[7,8]

• Reduzir o impacto dos riscos, diminuindo a exposição a situações adversas
• Reduzir as reações negativas em cadeia que se seguem à exposição à situação adversa
• Estabelecer e manter a autoestima e a autoeficácia, por meio do estabelecimento de relações de apego seguras, e o cumprimento de tarefas com sucesso
• Criar oportunidades para reverter os efeitos do estresse

Profissionais de saúde como promotores da resiliência

Os profissionais de saúde podem desempenhar um importante papel na promoção da saúde mental de crianças e adolescentes, como estimuladores do desenvolvimento da resiliência, por meio do reconhecimento e da ampliação dos fatores de proteção referidos.[7,8]

Um meio familiar imperfeito, mas estável, dá à criança os sentimentos de confiança, continuidade e futuro. Bons relacionamentos permitem que a criança aprenda a dar e a receber afeto. Uma educação flexível, com limites negociados e adaptados às possibilidades de cada um, capacita o indivíduo para a resolução de problemas. Um meio social respeitoso, em que os direitos e os deveres da vida em comunidade são aprendidos naturalmente, proporciona a internalização das regras sociais implícitas necessárias ao convívio civilizado. Essas são condições básicas para um ambiente favorável ao desenvolvimento psicológico.[7,8]

Na atenção às crianças e aos adolescentes, é importante reconhecer o potencial de resiliência de cada paciente, estimulando a busca de novos recursos para enfrentar as adversidades.[7,8]

Profissionais de saúde podem ser promotores da resiliência, cultivando o potencial positivo existente nos indivíduos, famílias ou na comunidade, pelo reconhecimento de que dificuldades fazem parte da vida, mas podem ser superadas, sem que se percam os trilhos do desenvolvimento.[7,8]

Em situações de risco, o acompanhamento familiar durante a primeira infância e a capacitação de habilidades parentais podem ser utilizados como recursos de promoção da saúde mental.

PROBLEMAS DE SAÚDE MENTAL EM CRIANÇAS E ADOLESCENTES

Estudos epidemiológicos internacionais mostram uma importante oscilação na prevalência estimada de transtornos psiquiátricos na infância e adolescência – entre 1 e 51%. As prováveis causas dessa variação são: 1) a utilização de diferentes classificações diagnósticas e metodologias de pesquisa; 2) as diferenças sociais e culturais existentes nos diversos países.[3]

No Brasil, estudos dessa natureza vêm crescendo nos últimos anos. Pesquisa realizada em Salvador (BA), utilizando o Questionário de Morbidade Psiquiátrica Infantil (QMPI) em 829 crianças de 5 a 14 anos, encontrou prevalência de 10% de transtornos mentais de gravidade moderada a grave e de 13,2% de casos duvidosos ou leves. Entre outras escalas empregadas para aferir problemas de saúde mental no País, destacam-se a *Child Behaviour Checklist* (CBCL), que visa ao rastreio de problemas de saúde mental, e a *Development and Well-Being Assessment* (DAWBA). A prevalência de casos clínicos oscila entre 12 e 25%, dependendo do local e do informante.[8]

PROGRAMAS E POLÍTICAS INTERNACIONAIS DE PREVENÇÃO DE TRANSTORNOS MENTAIS E COMPORTAMENTAIS

O Departamento de Saúde Mental e Abuso de Substâncias da OMS, juntamente com o Centro de Pesquisa em Prevenção da Universidade de Nijmegen e Maastricht, elaborou em 2004 o documento *Prevention of Mental Disorders – Effective Interventions and Policy Options*, em que são apresentados programas e políticas internacionais que demonstraram evidências de efetividade em prevenir transtornos mentais e comportamentais. A maioria dos programas bem-sucedidos está focada em crianças em situação de risco, que vivem em famílias de baixa renda e com baixa escolaridade, destacando o poder das intervenções precoces. Esses programas incluem visitas domiciliares durante a gravidez, redução do fumo pela gestante, treinamento dos pais no cuidado de seus filhos e atividades pré-escolares, entre outros.[3,4]

Outro projeto de grande relevância é o Projeto Internacional de Resiliência (*A guide to promoting resilience in children: strengthening the human spirit. From the early childhood development: practice and reflections series*), que se encontra disponível no site: http://www.bernardvanleer.org/A_guide_to_promoting_resilience_in_children_Strengthening_the_human_spirit.

PROPOSTAS PARA A PROMOÇÃO DE SAÚDE MENTAL PARA CRIANÇAS E ADOLESCENTES NO BRASIL

Estratégia Brasileirinhos e Brasileirinhas Saudáveis

No ano de 2007, quando se discutiam no âmbito do governo federal os Programas de Aceleração do Crescimento e Desenvolvimento Nacionais (PAC), coube ao Ministério da Saúde a construção do PAC/Saúde, que se consolidou com o Mais Saúde. Nesse cenário, desejando contribuir com uma oferta especialmente dirigida à atenção integral à saúde da criança, criou-se a Estratégia Brasileirinhos e Brasileirinhas Saudáveis (EBBS), cuja proposta principal consiste em produzir ações que sustentem o desenvolvimento infantil em sua plena potência, com especial atenção aos primeiros anos de vida.[9]

A Portaria MS/GM n. 7/10/2009 formalizou essa iniciativa como prioridade, buscando o desenvolvimento psíquico infantil saudável, por meio de planejamento familiar e pré-natal, parto e puerpério humanizados, oferta de cuidados a todos os membros da família e seguimento da criança até 6 anos da idade. Dentre os marcos teóricos principais que sustentam a EBBS, encontra-se o conceito de ambiente facilitador, criado pelo pediatra e psicanalista Donald Winnicott.[9]

✓ CONCLUSÕES

Pelo papel privilegiado no convívio com o grupo familiar, os profissionais de saúde podem atuar preventivamente na promoção da saúde mental de crianças e adolescentes. As características do ambiente humano de uma criança ou de um adolescente são decisivas para favorecer ou dificultar o desenvolvimento mental. Criar condições para o bom desenvolvimento psicológico é uma das principais formas de promoção da saúde mental.

REFERÊNCIAS BIBLIOGRÁFICAS

1. Brasil. Ministério da Saúde. Política Nacional de Promoção de Saúde, Brasília: MS, 2006.
2. Organização Mundial de Saúde. Genebra, 2010.
3. The World Health Report 2001. Mental Health: new unsderstanding, new hope. Lisboa, 2002.
4. World Health Organization. Prevention of mental disorders. Genebra, 2004.
5. Winnicott DW. A família e o desenvolvimento individual. São Paulo: Martins Fontes, 2001.
6. Bowlby J. Cuidados maternos e saúde mental. São Paulo: Martins Fontes, 2006.
7. Cyrulnik B. Os patinhos feios. São Paulo: Martins Fontes, 2004.
8. Assis SG, Pesce RP, Avanci JQ. Resiliência: enfatizando a proteção dos adolescentes. Porto Alegre: Artmed, 2006.
9. Penello LM, Lugarinho LMP, Müller EC, Rosario SE. Estratégia Brasileirinhos e Brasileirinhas Saudáveis. Primeiros passos para o desenvolvimento nacional. Trivum 2011; 3(2).

ÍNDICE REMISSIVO